Dr H. DEHAU — R. LEDOUX-LEBARD

La Lutte Antituberculeuse en France

MASSON ET Cie, ÉDITEURS
Libraires de l'Académie de Médecine
120, Boul. St-Germain, Paris-VIe

La

Lutte Antituberculeuse

EN FRANCE

56722. — IMPRIMERIE GÉNÉRALE LAHURE
9, rue de Fleurus, 9

La
Lutte Antituberculeuse
EN FRANCE

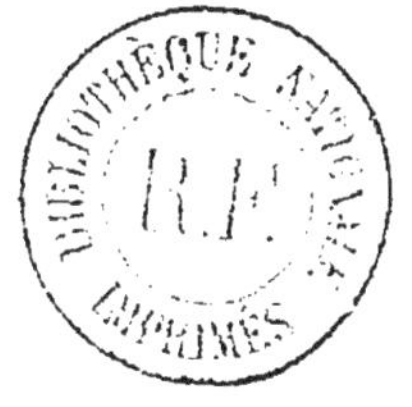

PAR

Le Dr H. DEHAU | R. LEDOUX-LEBARD

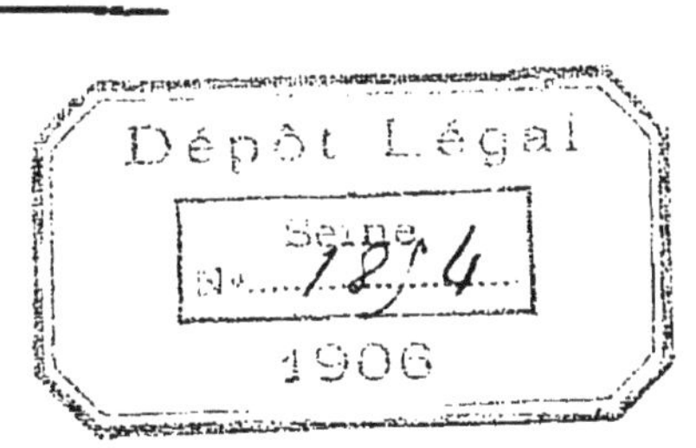

PARIS
MASSON ET Cie, ÉDITEURS
LIBRAIRES DE L'ACADÉMIE DE MÉDECINE
120, BOULEVARD SAINT-GERMAIN

1906

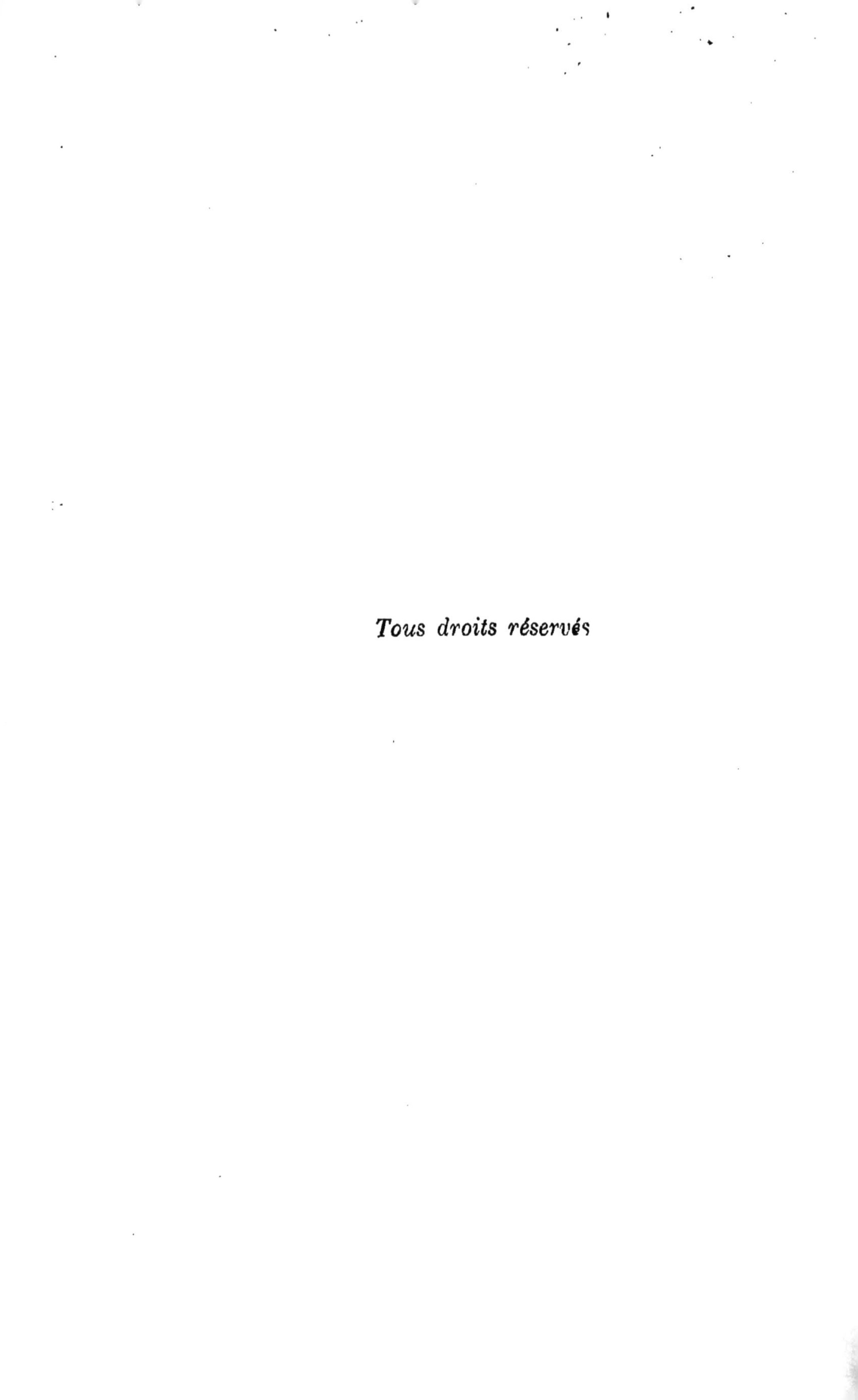

LA

LUTTE ANTITUBERCULEUSE

EN FRANCE

INTRODUCTION

Plus que jamais, à la suite du retentissant Congrès international tenu à Paris en octobre 1905, la question de la tuberculose est à l'ordre du jour, plus que jamais la nécessité d'une lutte acharnée contre cette maladie domine les esprits préoccupés de l'avenir de notre société.

En prenant part à cette lutte, en facilitant les recherches des uns, les tentatives charitables des autres, en étudiant ou en adoptant des mesures nouvelles proposées pour la défense des collectivités, les pouvoirs publics des divers États ont montré d'une façon éclatante toute l'importance qu'ils attachaient avec juste raison à ce grave problème, et il n'est plus personne aujourd'hui qui ne s'y intéresse ou qui ne s'en inquiète.

Heureusement, d'ailleurs, l'on peut dire dès maintenant que partout où un vigoureux effort a été accompli, un succès réel en a été la conséquence, bien que les moyens mis en œuvre aient pu différer plus ou moins, car dans cette croisade nouvelle, chaque nation semble procéder selon la forme de gouvernement, les lois et les mœurs qui la régissent, suivant l'esprit qui lui est particulier, d'où, dans chaque pays, une allure propre de cet armement spécial, une individualité qui ne nuit d'ailleurs, ni à l'unité de l'ensemble, ni au succès de l'œuvre entreprise, et permet, à l'occasion, de pouvoir mieux étudier et juger les moyens préconisés et employés par les uns et les autres.

A un certain moment, des discussions se sont élevées entre les partisans et les adversaires de tel ou tel système de préservation ou de cure considéré isolément. Il a été facile de démontrer l'insuffisance de chacun d'eux pour lutter *seul* contre la tuberculose.

« Il faut remarquer qu'il n'est jamais entré dans la pensée d'une nation de réduire la lutte à un mode unique de prophylaxie ou de cure. Chacune a fait usage de tous les procédés dont elle pouvait disposer. » (*Prof. Brouardel.*)

Quels sont, en France, à cette heure, nos moyens de lutte contre le fléau social ?

Dans notre pays, l'idée dominante, dès le début de la campagne antituberculeuse, a été *la protection de l'enfant* dont on a voulu avant tout améliorer l'état général afin de le mettre en mesure de mieux résister aux contaminations qui partout, à l'école comme au logis, le menacent.

C'est ainsi que sont nées des colonies rurales et agricoles, des colonies de vacances, des œuvres envoyant les enfants à la montagne ou à la mer, toutes œuvres grâce auxquelles, chaque année, des milliers d'enfants peuvent passer plusieurs semaines à la campagne, à l'altitude, au bord de l'Océan ou de la Méditerranée où ils respirent un air pur et vivifiant.

Dans le même ordre d'idées, le *professeur Grancher* a créé récemment une œuvre nouvelle dont le but est de soustraire les enfants encore sains, et vivant dans un milieu contaminé, aux dangereuses influences qui les entourent, en les plaçant à la campagne. De plus, c'est grâce à son initiative et sous sa direction que se poursuit actuellement dans les écoles parisiennes la recherche, le « dépistage » de tous les enfants atteints de tuberculose « à l'état naissant ».

Enfin, c'est tout à la fois comme organes de médecine préventive et curative que se sont ouverts des établissements marins, les uns dépendant de l'Assistance Publique, comme Berck, Hendaye, les autres, de la charité privée.

Ainsi protégé ou guéri, l'enfant grandit et devient un adolescent : débilité ou malade, il trouvera, grâce aux cures d'air préventives ou aux établissements de cure spéciaux qui lui sont réservés, les soins nécessités par son état, et l'isolement qui écarte de son entourage les risques de contamination. A sa sortie de ces établissements, il verra s'ouvrir devant lui les portes des asiles de convalescence où il pourra faire encore un séjour plus ou moins long avant de rentrer dans la vie active.

Avec les années, l'adolescent devient adulte. C'est

alors qu'entrent en jeu toutes les mesures prophylactiques ayant pour but de le mettre à l'abri du logement insalubre et de l'alimentation défectueuse, en garde contre les dangers de l'alcoolisme et du manque de soins de propreté corporelle, en un mot, de le préserver de tous les grands facteurs de propagation de la tuberculose. C'est ainsi que sont nées : la Commission des logements insalubres, l'Œuvre des habitations à bon marché, l'Œuvre des habitations ouvrières, les Coopératives de logement ou de construction, l'Œuvre des jardins ouvriers, les Œuvres antialcooliques, qui, toutes, cherchent à donner aux familles les plus nécessiteuses, en même temps que les plus exposées, un logement propre et ensoleillé, un petit jardin où chacun, après l'atelier, après l'usine, puisse fuir l'alcool et le cabaret, « ces grands pourvoyeurs de la tuberculose », en respirant un air plus pur dans un milieu plus reposant.

En même temps, les partisans des « espaces libres », des « réserves d'air », s'appuyant sur ce fait que : la morbidité et la mortalité générales sont proportionnelles à l'encombrement des milieux populaires, ont fait comprendre aux villes que la salubrité de leurs quartiers était un devoir social de premier ordre et M. le *Dr Letulle* a récemment entrepris dans ce sens une campagne qui promet déjà d'être fructueuse.

Enfin, des œuvres connexes s'appliquent à poursuivre le perfectionnement physique et moral de leurs protégés. C'est ainsi que les bains-douches à bon marché enseignent la propreté et améliorent l'hygiène, que les cours professionnels tendent à parfaire les connaissances techniques de l'ouvrier, tout en lui enseignant à éviter les dangers de son métier, pendant que des sociétés nombreuses, par des conférences, par des cours, en ouvrant des bibliothèques populaires, en distribuant des journaux et des brochures, cherchent à faciliter à tous l'instruction la plus profitable et à répandre partout la doctrine antituberculeuse.

Mais que faisons-nous pour venir en aide à ceux qu'a frappés la terrible maladie, et auxquels nous devons l'assistance médicale, le secours moral et matériel pour eux et leurs familles?

A Paris comme en province, se sont ouverts et s'ouvrent encore, de jour en jour plus nombreux, des dispensaires et des sanatoriums, se sont organisés et se préparent des services hospitaliers et des asiles.

Dispensaire, *sanatorium* et *asile*, tels sont, en effet, les trois grands facteurs de notre assistance antituberculeuse, et c'est sous ces trois chefs que peuvent rentrer à peu près toutes les institutions établies sous les noms les plus divers pour cette grande lutte hygiénique et sociale.

Rappelons aussi, maintenant, toutes les œuvres et ligues antituberculeuses de Paris et des départements, vivant indépendantes, grâce à des subventions et donations particulières, étendant chaque jour plus avant leur champ d'action et apportant à la famille entière les ressources qui lui faisaient défaut. Une seule phrase montrera mieux qu'une longue énumération l'effort réalisé en France par la charité privée : en treize ans, de 1890 à 1903, une somme dépassant

TRENTE MILLIONS a été versée pour la fondation et l'entretien d'œuvres antituberculeuses.

Les tuberculeux, dont les lésions sont trop avancées pour rendre leur guérison possible ou vraisemblable, doivent pouvoir trouver place « dans des hospices, dans des refuges semblables à ceux que toute société pitoyable doit à ses invalides. Aux phtisiques, pareils refuges devraient être grands ouverts ; d'abord par humanité, pour que le poitrinaire y reçoive des soins, ensuite, par intérêt *humanitaire,* pour que, ne contaminant plus leurs semblables, les poitrinaires contribuent moins à la propagation indéfinie de la tuberculose. » (*Prof. Landouzy.*)

Nous venons d'esquisser brièvement le plan de campagne de la lutte antituberculeuse en France, d'indiquer dans son ensemble le grand effort réalisé par les pouvoirs publics et par l'initiative privée pour aboutir à la constitution d'un armement antituberculeux efficace et puissant. C'est à le dénombrer et à le décrire avec quelque détail que sera consacré ce volume.

Sachant combien est relativement récent le début véritable de la campagne entreprise, par rapport à l'immensité de l'œuvre à accomplir, le lecteur reconnaîtra, croyons-nous, en feuilletant ces pages, que ces quelques dernières années de labeur assidu et obstiné ne sont pas restées sans résultat et que l'énergie, la persévérance et le dévouement incessants des champions déjà nombreux de cette lutte nouvelle ont permis enfin à la France de créer un armement antituberculeux digne d'elle et de pouvoir glorieusement figurer désormais au rang des quelques nations qui, en comprenant toute l'importance de ce noble mouvement social et humanitaire, ont voulu s'y associer de toutes leurs forces et marquer par chacune de leurs interventions une nouvelle étape de progrès.

Nous pouvons estimer grossièrement à 150 000 le nombre des individus mourant, chaque année, en France de tuberculose, et bien qu'il soit plus difficile encore, pour ne pas dire impossible, d'évaluer même très approximativement l'effectif permanent des tuberculeux avérés, sans compter les prédisposés ou les malades latents, nous serons sans doute plutôt au-dessous qu'au-dessus de la vérité, en donnant pour chiffre à cet effectif le nombre effrayant de 600 000.

Or, en 1902, le nombre des lits de sanatoriums réservés aux malades indigents, atteignait à peine 1100 et celui des lits de sanatoriums payants à peine 350 (Plicque et Verhaeren).

Actuellement, nous avons pu décrire près de 30 sanatoriums marins populaires pour enfants, donnant un ensemble de près de 6000 lits, nous comptons encore pour les enfants plus de 20 sanatoriums et stations climatériques, asiles de convalescence ou maisons de repos avec plus d'un millier de lits; enfin, il existe près de 170 colonies de vacances, recevant chaque année plus de 22 000 enfants. Pour les adultes, nous trouvons en France de nombreux dispensaires antituberculeux, 13 sanatoriums populaires [1]

[1] Le qualificatif de « populaire » est appliqué aux établissements gratuits ou dont le prix de journée n'atteint pas 5 francs; celui de « payants » à ceux dont le prix de journée dépasse 5 francs.

avec 724 lits, 21 sanatoriums avec plus de 800 lits, des services hospitaliers dans tous les grands centres, des jardins ouvriers, des cures d'air, des maisons de repos et des asiles de convalescence en nombre sans cesse croissant. Dans toutes les régions se sont constituées ou se forment des associations, des ligues, des œuvres, des sociétés, qui toutes s'efforcent, dans la mesure de leurs moyens et de la manière la mieux appropriée, d'engager la lutte et d'aider au succès.

Les quelques chiffres que nous venons de donner suffisent à montrer tout le chemin parcouru dans ces quatre années, de 1902 à 1906, et à faire bien augurer de l'avenir.

En nous réjouissant de ces glorieux résultats, nous ne devons pas nous dissimuler d'ailleurs qu'il nous reste à faire plus, à faire mieux encore; que le nombre des lits que nous mettons à la disposition des tuberculeux pauvres demeure infime en comparaison du nombre des malades, que chez l'enfant, chez l'adulte, l'intervention reste presque toujours trop tardive, que l'enseignement antituberculeux n'a pas acquis encore un développement suffisant, etc., etc.

Il faut donc continuer sans trêve la lutte engagée et la continuer avec des forces croissantes, en recrutant partout des auxiliaires, en groupant de plus en plus toutes les bonnes volontés.

Mais avant d'engager la route et d'entrer dans des voies nouvelles, avant de songer à ce que pourra, à ce que devra faire l'avenir, ne conviendrait-il pas d'assurer à tout ce qui existe déjà et n'exige plus d'efforts, un maximum d'efficacité et d'utilité? En appelant à l'aide toutes les énergies et tous les dévouements, en demandant à tous de combattre, n'importe-t-il pas de pouvoir fournir à chacun l'arme dont il a besoin, l'arme dont il aura à faire usage? Il n'est personne, même en dehors du monde médical, qui n'ait l'occasion fréquente de venir en aide à quelque tuberculeux qu'il désirerait secourir. Malheureusement les meilleures intentions restent trop souvent sans effet par la force même des choses. Généralement c'est lorsqu'il s'agit d'aider le tuberculeux à se placer dans les conditions les plus favorables pour son traitement présent, pour son avenir, que l'embarras commence. Combien d'œuvres antituberculeuses sont presque complètement ignorées! Combien aussi ne sont connues que de nom auxquelles il est envoyé chaque jour, au détriment de tous, des catégories de malades auxquelles elles ne sont pas destinées. Les médecins eux-mêmes, qui sans cesse, tant à l'hôpital qu'ailleurs, ont l'occasion de voir et de conseiller des tuberculeux indigents, — pour ne parler que de ceux-là, les plus intéressants parce que les plus à plaindre, — ne sont pas moins embarrassés, pour la plupart, dès qu'ils songent à diriger leurs malades sur un sanatorium ou un dispensaire; aussi les adressent-ils maintes fois, au hasard de leurs souvenirs et sans pouvoir tenir compte des indications de chaque cas particulier, à quelque établissement qu'ils ne connaissent que de nom, si bien que trop souvent les malades découragés par des démarches longues, fatigantes et infructueuses renoncent à se faire soigner comme ils le devraient ou même tombent entre les griffes de ces quelques exploiteurs indignes qui, sous couleur de médecine et de philanthropie, ne songent qu'à abuser de la crédulité de ces malheureux.

De là vient aussi que des œuvres nombreuses et bien organisées ne rendent pas tous les services que l'on serait à même d'en attendre et n'assistent guère qu'une faible partie de ceux qu'elles pourraient secourir.

Comment reprocherait-on d'ailleurs aux médecins cet état de choses qu'ils sont les premiers à déplorer sans y pouvoir remédier? Où trouveraient-ils les renseignements, les documents nécessaires, éparpillés qu'ils sont dans des périodiques spéciaux, dans des prospectus et dans des brochures? Enfin, alors même qu'ils le voudraient, disposeraient-ils du temps indispensable à ces recherches fastidieuses ou bien à une correspondance assidue avec des œuvres multiples?

Notre collègue et ami le Dr *Sersiron*, comprenant et connaissant ces difficultés, les avait résolues en 1901 en publiant un volume intitulé : *Moyens pratiques de placer un tuberculeux*; mais, outre que cet ouvrage est depuis longtemps épuisé, les indications en sont rapidement devenues insuffisantes à mesure que se créaient des institutions nouvelles.

Enfin, si quelques œuvres, grâce à l'initiative, aux efforts et au dévouement d'hommes tels que MM. *Léon Bourgeois* et *Casimir Périer*, ont cherché à organiser une lutte antituberculeuse effective et raisonnée (cf. Commiss. perm. de la tub. et Alliance d'hygiène sociale), il n'en subsistait pas moins encore de ce côté, une regrettable lacune dans la campagne si fructueusement entreprise et si rigoureusement menée en France contre la tuberculose.

C'est pour tâcher de faire mieux connaître les

moyens d'action dont nous disposons, en même temps que pour présenter un tableau d'ensemble de toutes les œuvres antituberculeuses françaises, que ce livre a été rédigé.

Pour permettre un groupement nécessaire bien qu'un peu artificiel et pour rendre les recherches plus faciles et plus rapides, cet ouvrage a été divisé en 3 parties : dans la première sont réunies les œuvres plus spécialement consacrées à l'enfance; la seconde contient les œuvres particulières aux adultes; la troisième enfin groupe les œuvres générales : associations, ligues, etc. Chacune d'elles est à son tour subdivisée en chapitres, donnant par ordre alphabétique de localité ou de région les œuvres similaires.

Avant de procéder à l'énumération des divers établissements antituberculeux français, nous avons résumé en quelques tableaux synoptiques d'une lecture facile, toutes les indications importantes se rapportant à la prophylaxie et au traitement de la tuberculose dans ses diverses modalités. Nous croyons que ces tableaux qui figurent en tête de notre ouvrage, à la suite de cette introduction permettront à chacun de s'orienter rapidement dans cette question si importante et déjà si complexe de la lutte antituberculeuse (1).

(1) Pour ceux qui désireraient approfondir certains points de la question nous avons, à propos de chaque chapitre, donné les indications bibliographiques principales s'y rapportant. Nous renvoyons en outre aux périodiques déjà nombreux, consacrés, tant en France qu'à l'étranger à la tuberculose et en particulier à :

Revue de la tuberculose (Paris, Masson);
La Lutte antituberculeuse;
Tuberculosis,

et aussi aux revues d'hygiène, à la *Revue philantropique*, Paris

Tout incomplet qu'il soit encore, nous espérons que ce guide pourra rendre peut-être quelques services aux médecins en leur évitant de longues recherches, aux non-médecins en leur facilitant l'assistance de leurs protégés et aux tuberculeux, en leur apprenant comment ils devront et où ils pourront se soigner.

Paris, février 1906.

H. D. R. L. L.

Masson), aux publications de l'*Alliance d'hygiène sociale*, etc. On consultera également les très belles cartes publiées par le professeur *Landouzy* et le Dr *Sersison*.

ENFANTS ET ADOLESCENTS

I. — ENFANT SAIN — PARENTS NON TUBERCULEUX

Contagion. La contagion peut s'opérer :

A. DANS LA FAMILLE. .
- 1° durant les promenades et sorties de l'enfant [1].
- 2° par l'intermédiaire de lait provenant d'animaux **tuberculeux** [2] ou d'aliments souillés par des poussières bacillifères.

B. A L'ÉCOLE. . . . . .
- 1° *indirectement*, par suite de la contamination des locaux due au séjour dans l'école de tuberculeux lors des réunions publiques, cours d'adultes, etc.
- 2° *directement*, et être due aux maîtres, aux serviteurs et aux élèves atteints de lésions ouvertes [3].

Préservation.

A. DANS LA FAMILLE . .
- 1° Ne faire boire à l'enfant que du lait bouilli à gros bouillons pendant 1 ou 2 minutes, ou, d'une manière générale, porté à une température supérieure à 85° pendant au moins 5 ou 6 minutes [4].
- 2° Mettre tous les aliments à l'abri des poussières qui peuvent entrer dans la maison par les fenêtres ouvertes, ou être rapportées de l'extérieur sur les vêtements, chaussures, etc.

---

(1) Marfan. Préservation de l'enfance contre la tuberculose. *Rapport au Congrès*, 1905.
(2) Marfan. *Idem.*
(3) Méry. Préservation scolaire contre la tuberculose. *Rapport au Congrès*, 1905.
(4) Marfan. *Loc. cit.*

A. DANS LA FAMILLE. . . (*Suite.*)	3° Défendre à l'enfant de jouer avec la terre dans tous les lieux où des phtisiques peuvent avoir craché ; lui faire perdre l'habitude de porter ses doigts à sa bouche et dans son nez, de manger ses ongles ; lui savonner fréquemment les mains et les ongles, spécialement au retour de la promenade et avant les repas. 4° N'aller habiter une nouvelle maison ou un nouvel appartement antérieurement occupé par un phtisique qu'après que le local, resté durant un mois inhabité et aussi largement que possible exposé à la lumière solaire, aura finalement été désinfecté avec soin [1].
B. A L'ÉCOLE	Les mesures de prophylaxie destinées à lutter contre la contagion tuberculeuse à l'école ne sont pas du domaine des familles, mais dépendent des pouvoirs publics.

II. — ENFANT SAIN — PARENTS TUBERCULEUX

Lorsqu'un enfant cohabite avec un malade ayant une tuberculose ouverte, le mieux sera de faire cesser cette cohabitation (cf. *Œuvre de préservation de l'enfance*, L. III). Si la chose est impossible, on évitera la contagion : 1° en réduisant au strict nécessaire les rapports de l'enfant et du phtisique ; en défendant leur cohabitation nocturne, surtout dans le même lit ; en prescrivant au phtisique de ne pas tousser, parler ou éternuer devant l'enfant sans mettre sa main ou un mouchoir devant sa bouche ; 2° en l'obligeant à recueillir son expectoration dans un crachoir de poche ou d'appartement qui sera soigneusement désinfecté ; en assurant la désinfection complète et rapide des mouchoirs, linges, ustensiles de table ou de toilette, en un mot de tous les objets qui auront pu être souillés par les crachats du malade (s'adresser au dispensaire de l'arrondissement) ; 3° en remplaçant, partout où il sera possible, le balayage et l'époussetage par le lavage au linge mouillé et en faisant faire, à intervalles réguliers, la désinfection du logement qui devra être aussi salubre que possible [2] (s'adresser au dispensaire).

---

[1] Marfan. *Loc. cit.*
[2] Marfan. *Ibid.*

III. — ENFANT PRÉDISPOSÉ — PARENTS SAINS

(Anémique, Convalescent, Scrofuleux, Lymphatique, etc.)

Conduire l'enfant aux consultations des hôpitaux d'enfants ou à un dispensaire : se conformer aux prescriptions médicales. Deux cas :

A. L'enfant doit faire un long séjour ou être élevé : 1° à la campagne; 2° au bord de la mer.

1° *A la campagne* ; s'il n'a point de parents pouvant le recevoir dans les conditions voulues, le faire admettre à :

GARÇONS

Agés de	1 à 4 ans. .	Pellevoisin (Pouponnière).
—	3 à 7 ans. .	Asile Crozatier.
—	3 à 9 ans. .	Ormesson.
—	5 à 15 ans. .	Dax (œuvre des colonies de vacances).
—	7 à 16 ans. .	Forges-les-Bains.
—	9 à 14 ans. .	Villiers-sur-Marne.
—	12 à 15 ans. .	Isches.
		Le Cannet.

FILLES

Agées de	1 an	Pellevoisin (Pouponnière).
—	3 à 10 ans. .	Noisy-le-Grand.
—	3 à 21 ans. .	Asile Saint-Louis.
—	5 à 12 ans. .	Argelès.
—	5 à 15 ans. .	Dax (œuvre des colonies de vacances).
—	6 à 16 ans. .	Champrosay (cures rurales).
—	6 à 30 ans. .	Champrosay (Minoret).
—	7 à 16 ans. .	Forges-les-Bains.
—	15 à 25 ans. .	Beaumont-en-Veron.
		Les Bruyères.
		Les Ormeaux.
		Villars-sur-Ahun.

2° *Au bord de la mer.* Le faire admettre à :

GARÇONS

Agés	de 2 à 15 ans. .	Arcachon.
		Berck.
		Hendaye.
		Saint-Pol.
—	3 à 12 ans. .	San Salvadour.

FILLES

Agées	de 2 à 15 ans. .	Berck.
		Hendaye.
		Saint-Pol.
—	2 à 16 ans. .	Arcachon.
—	3 à 12 ans. .	San Salvadour.

GARÇONS (*suite*)

Âges	Établissement
Agés de 3 à 13 ans. .	Cannes (asile Dollfus.)
— 3 à 16 ans. .	Roscoff.
— 4 à 12 ans. .	Giens (réservé aux enfants du département du Rhône).
— 4 à 14 ans. .	Banyuls, Saint-Trojan.
— 4 à 15 ans. .	Pen Bron.
— 5 à 15 ans. .	Cap Breton.
— 5 à 17 ans. .	Cerbère.
— 6 à 16 ans. .	Marseille.
— 6 à 18 ans. .	Le Croisic.

FILLES (*suite*)

Âges	Établissement
Agées de 3 à 15 ans. .	Cannes (asile Dollfus.
— 3 à 21 ans. .	Roscoff.
— 4 à 14 ans. .	Banyuls, Saint-Trojan.
— 4 à 16 ans. .	Giens, Pen Bron.
— 5 à 15 ans. .	Cap Breton.
	Le Pradet.
	Pé au Midy.
	Cannes (villa L. Ruel).

N. B. — Les non tuberculeux pulmonaires et les scrofuleux délicats des bronches, les anciens pleurétiques doivent éviter les plages du Nord; pour eux, ainsi que pour les nerveux et les excitables, préférer les sanatoriums à la fois maritimes et forestiers [1].

B. Si un séjour de peu de temps est jugé suffisant pour transformer le terrain, faire profiter l'enfant des colonies de vacances.

1° Colonies gratuites :

a. **GARÇONS**

Enfant fréquentant les écoles municipales : colonies de vacances de la Caisse des écoles.

Enfant fréquentant les écoles libres ou n'étant pas admis dans les colonies ci-dessus :

Pour l'enfant.

Œuvre de l'air pur.

Maison maternelle (de 3 à 8 ans).

Œuvre des pupilles de la Presse.

b. **FILLES**

Enfant fréquentant les écoles municipales : colonies de vacances de la Caisse des écoles.

Enfant fréquentant les écoles libres ou n'étant pas admis dans les colonies ci-dessus :

Œuvre parisienne des colonies maternelles scolaires.

Pour l'enfant.

Œuvre de l'air pur.

Œuvre du soleil.

---

(1) Armaingaud. Sanatoriums maritimes. *Rapport au Congrès de* 1905.

a. GARÇONS (*suite*)

Œuvre israélite des séjours à la campagne (de 5 à 8 ans), etc. (**Cf. Colonies de vacances,** L. I).

b. FILLES (*suite*)

Maison maternelle (de 3 à 12 ans).
Œuvre des pupilles de la Presse.
Œuvre israélite des séjours à la campagne (de 5 à 8 ans), etc. (Cf. Colonies de vacances, L. I).

2° Colonies payantes :

a. GARÇONS

Œuvre des vacances de l'association des instituteurs pour l'éducation et le patronage de la jeunesse (10 ans).
Colonies de vacances de la ligue fraternelle des enfants de France.
Œuvre des colonies de vacances (5 à 15 ans).
Œuvre des colonies scolaires de vacances (10 à 15 ans).
Œuvre des 3 semaines.
Œuvre de saines vacances (12 à 18 ans).
Colonie enfantine scolaire du Val Fleuri (6 à 10 ans).

b. FILLES

Colonies de vacances de la ligue fraternelle des enfants de France.
Œuvre des colonies de vacances (5 à 15 ans).
Œuvre des colonies scolaires de vacances (10 à 15 ans).
Œuvre des 3 semaines.
Colonie enfantine scolaire du Val Fleuri (6 à 10 ans).

Ces enfants, retour des colonies de vacances, devront, les dimanches et jours de congé, éviter l'air raréfié de leur logis, l'air impur des rues et des faubourgs; ils devront donc profiter :

a) *Des cures d'air* qui leur donneront des journées de repos à la campagne (Cf. L. I).
b) *Des demi-colonies de vacances* (Cf. L. I).
c) *Des jardins ouvriers*, où ils pourront se livrer à un travail facile et fortifiant (Cf. L. I).

IV. — ENFANT PRÉDISPOSÉ — PARENTS PRÉDISPOSÉS

(Nous ne citons ici que les moyens de prophylaxie s'adressant à la fois aux parents et aux enfants).

1° Les cures d'air reçoivent mères et enfants (Cf. L. I).

2° Les jardins ouvriers sont un merveilleux instrument de prophylaxie pour la famille entière (Cf. L. I).

3° L'œuvre des 3 semaines reçoit, dans ses colonies de vacances, les mères fatiguées et anémiées et leurs enfants malingres, trop jeunes pour être emmenés seuls à la campagne (Cf. L. I).

4° Montigny-en-Ostrevent (Cf. L. II).

V. — ENFANT TUBERCULEUX

1° **Tuberculose au début ou forme torpide,** *mais dans ces cas seulement.*

A. Sanatoriums marins (garçons et filles) :

Hendaye (de 2 à 15 ans).
Giens, de 4 à 12 ans (garçons); de 4 à 16 ans (filles).
Roscoff, de 3 à 16 ans (garçons); de 3 à 21 ans (filles).

B. Sanatoriums climatériques :

	b. garçons		*b'* filles
Agés de 3 à 9 ans. .	Ormesson.	Agées de 3 à 10 ans. .	Noisy-le-Grand.
— 4 à 16 ans. .	Salies-de-Salat.	— 4 à 16 ans. .	Salies-de-Salat.
— 3 à 12 ans. .	Saint-Bertrand-de-Comminges.	— 5 à 16 ans. .	Saint-Bertrand-de-Comminges.
— 9 à 14 ans. .	Villiers-sur-Marne.	— 6 à 16 ans. .	Alice Fagniez (Hyères).
à partir de 10 ans. .	Sainte-Radegonde.	— 6 à 16 ans. .	Villepinte, Pellevoisin.
		à partir de 10 ans. .	Sainte-Radegonde.

2° **Tuberculose confirmée.**

Mêmes indications qu'en *b*, *b'*.

3° **Tuberculoses chirurgicales.**

Tous les sanatoriums marins (sauf Hendaye). Sanatorium-hôpital de Balarue-les-Bains (Hérault).

ADULTES

I. — ADULTE SAIN

L'adulte sain doit chercher surtout à mettre son organisme en mesure de lutter contre la contagion.

Moyens destinés à augmenter la résistance de l'individu vis-à-vis du bacille tuberculeux :

1° Saine observation des lois de l'hygiène et de la propreté corporelle.

2° Exercice modéré, quotidien, en plein air.

3° Alimentation rationnelle.

4° Sobriété; proscrire le vin, l'alcool pris à jeun, surtout les apéritifs et en particulier l'absinthe; reporter sur la nourriture les économies qui pourront être faites sur la boisson (1).

5° Choisir, de préférence comme logement, un appartement où l'air et le soleil entrent largement. Préférer, si possible, la maison neuve de banlieue aux vieilles maisons sordides du centre de la ville (2).

6° Aération constante, de jour et de nuit, du logement.

7° Faire désinfecter l'appartement dans lequel on entre s'il a été habité par un tuberculeux.

8° Faire la guerre aux poussières et prohiber le balayage à sec.

9° Faire la guerre aux mouches.

10° Éviter l'exode rural (3).

II. — ADULTE PRÉDISPOSÉ

Toutes les causes débilitantes prédisposent à la tuberculose (4) :

Certains métiers : métiers à poussières (boulangers, polisseurs, menuisiers, tisseurs).

(1) Préservation antituberculeuse. Février 1904, page 26.
(2) *Ibid.* Février 1905, page 27.
(3) Voir thèse G. Bourgeois. Paris, Alcan, 1905.
(4) Préservation antituberculeuse, N°s de février 1904-1905.

Professions s'accompagnant de la production de vapeurs ou de gaz irritants pour les bronches.

Certaines maladies : grippe, coqueluche, rougeole.

Le surmenage et la fatigue excessive.

Les longs chagrins.

Les excès de toute nature.

Mais au-dessus de ces causes planent les trois grandes causes primordiales de prédisposition, appelées les trois facteurs sociaux de la tuberculose :

1° Logement insalubre.

2° Misère.

3° Alcoolisme.

Observer scrupuleusement les moyens indiqués en I (Adulte sain).

Se présenter aux consultations des hôpitaux ou des dispensaires, et suivre les prescriptions médicales; profiter des cures d'air annexées à certains dispensaires ou installées à la campagne, des jardins ouvriers, qui, si besoin il y a, permettront d'échanger une profession insalubre pour une profession salubre.

Se faire admettre dans un sanatorium :

HOMMES	FEMMES
Angicourt (au-dessus de 16 ans)	Chécy.
Bligny.	Cimiez.
Chécy (réservé aux malades du Loiret).	Hauteville (au-dessus de 16 ans).
Cimiez.	Larue.
Hauteville (au-dessus de 18 ans).	Lay-Saint-Christophe.
Lay-Saint-Christophe.	Montigny-en-Ostrevent.
Montigny.	Nîmes.
Nîmes.	Pessac.
Pessac.	Rouen.
Saint-Feyre (sanatorium des instituteurs).	Saint-Quentin.
Saint-Quentin.	
Taxil (sanatorium des Postes-Télégraphes-Téléphones).	

III. — ADULTE TUBERCULEUX

A. **Tuberculose au début** ou forme torpide.

Deux cas. : I. Adulte vivant seul.
— II. Adulte marié ou vivant en famille.

I. Entrer dans un sanatorium. (Voir Adulte prédisposé.)

II. Entrer seul dans un sanatorium, ou aller avec sa famille à Montigny-en-Ostrevent.

Si le malade ne veut pas quitter son domicile, « quelques précautions très simples suffisent à préserver de tout danger la famille du malade et son entourage, pourvu que ces précautions soient observées avec une constance et une régularité minutieuses.

Le tuberculeux doit s'abstenir absolument de cracher par terre, dans la cheminée, dans son mouchoir; il doit se servir, chez lui, d'un crachoir spécial, à large ouverture, contenant une certaine quantité de liquide antiseptique pour désinfecter les crachats et éloigner les mouches » (1); les crachoirs seront vidés dans les cabinets, ou mieux nettoyés deux fois par jour en les faisant bouillir, avec leur contenu, 10 minutes dans un vase rempli d'eau additionnée d'une poignée de carbonate de soude (2).

Si le malade est alité et trop faible pour se servir d'un crachoir, il crachera dans des carrés de papier qui seront brûlés immédiatement. Dehors, le tuberculeux se servira d'un crachoir de poche (3). (S'adresser pour obtenir crachoirs et solution antiseptique au dispensaire).

Les ustensiles de table et de toilette serviront exclusivement au malade; ils seront soigneusement et quotidiennement désinfectés : les plonger cinq minutes dans l'eau bouillante.

Le linge servant au tuberculeux sera rangé à part dans un sac que l'on remettra régulièrement au dispensaire pour la désinfection et le blanchissage.

Autant que possible, le malade aura une chambre particulière; si la chose est impossible, il couchera seul dans son lit qui sera débarrassé des rideaux-tentures et ne devra jamais être enfermé dans une alcôve.

(1), (2), (3) Barth. *Thérapeutique de la tuberculose*. Paris, Doin, 1896.

La chambre habitée par le malade sera aérée largement chaque jour, la literie défaite **et exposée au soleil** [1].

Du malade, lui-même, on exigera certaines précautions :

Mettre son mouchoir devant sa bouche lorsqu'il tousse.

Ne pas embrasser les enfants [2].

Se laver la bouche, la barbe et la moustache après avoir craché.

Se montrer plus que réservé au point de vue des rapports sexuels.

B. **Tuberculose confirmée.**

Entrer dans un service hospitalier d'isolement (Cf. L. II).

C. **Précautions à observer par les personnes donnant des soins à un tuberculeux.**

Une propreté absolue est nécessaire : tout individu qui a touché des crachoirs ou tout autre objet susceptible d'être contaminé, doit désinfecter aussitôt ses mains avec un soin minutieux; de même et surtout en cas de traumatisme, même insignifiant, des mains au contact d'un objet infecté [3].

D. **Précautions à observer dans une famille après la mort d'un tuberculeux.**

Après le décès du malade, une désinfection radicale est indispensable pour que la chambre puisse être habitée de nouveau sans danger [4].

E. **Tuberculose et mariage.**

« Avant de se marier avec une personne ayant été soupçonnée de tuberculose, il faut s'assurer que la maladie est guérie, qu'il ne s'est manifesté depuis 2 ou 3 ans aucun accident et qu'il n'existe aucune lésion tuberculeuse : pour cela un examen médical s'impose [5] ».

---

(1) Barth. *Loc. cit.*, page 314.
(2) Préservation antituberculeuse. Février, 1906
(3) Barth. *Loc. cit.*, pages 314-315.
(4) Barth. *Loc. cit.*, page 316.
(5) Dr Massalongo, de Vérone.

LIVRE PREMIER

ENFANTS ET ADOLESCENTS

CHAPITRE PREMIER

SANATORIUMS MARINS POPULAIRES

Si le premier sanatorium marin fut fondé en 1791 à Margate près de Londres, par le Dr *James Lutham*, c'est en Italie cependant, grâce aux efforts incessants du Dr *Barellaï*, de Florence, que l'idée du traitement marin des tuberculoses infantiles prit son essor et se développa à tel point qu'en 1885, 52 000 enfants avaient été soignés dans les divers établissements du littoral italien.

En France [1], les premières recherches pratiques dans cette voie remontent à peu près au milieu du siècle dernier. En 1846, l'assistance publique de Paris envoyait 20 enfants à Saint-Malo et le succès de cette tentative fut constaté par *Hérard* à la Société de biologie. En 1847, Mlle *Coralie Hinsch*, devenue plus tard Mme Armaingaud, fonda à Cette, où elle avait organisé depuis plusieurs années déjà une assistance maritime, le premier sanatorium marin français (destiné aux enfants protestants).

Dès lors, c'est dans le Nord de la France, dans la région de Berck-sur-Mer, que vont se continuer les essais de traitement marin. La *veuve Duhamel* et une autre vieille femme restée légendaire sous le nom de *Marianne-toute-seule*, en soignant à Berck avec le noble dévouement de leurs âmes simples mais grandes, de pauvres enfants, pré-

[1] Nous avons fait de très nombreux emprunts aux publications suivantes, indispensables à quiconque veut connaître avec quelque détail cette très intéressante question : Dr Armaingaud, *Rapport au Congrès de la tuberculose*, 1905; Dr Barbier, *Rapport au Congrès d'Arcachon*, 1904; Dr Calot, *les Maladies qu'on soigne à Berck*, Paris, Masson; Cazin, *Influence des bains de mer pour la scrofule des enfants*; d'Espine, *Rapport au Congrès de 1905*; Lalesque, *Cure marine de la phtisie pulmonaire*, Paris, Masson.

paraient sans s'en douter l'avènement de l'idée nouvelle. Les chaumières qui abritaient les petits malades devinrent rapidement de plus en plus insuffisantes bien que multipliées et agrandies et, en 1861, l'assistance publique construisit à Berck un hôpital en bois pouvant contenir 100 lits. En 1872 s'éleva l'hôpital Nathaniel de Rothschild, puis vint l'hôpital Cazin-Perrochaud.

Néanmoins l'ignorance, l'incurie ou même l'opposition de beaucoup empêchaient encore le succès définitif de l'œuvre nouvelle, lorsque, en 1882, le Dr Armaingaud entreprit pour la faire triompher une véritable croisade dont enfin, depuis quelques années, les efforts ont atteint leur but et aujourd'hui c'est en France que le traitement marin des diverses tuberculoses est à son apogée.

Quelques chiffres empruntés au Dr *Armaingaud* donneront une idée de ce qui a été fait déjà dans cette voie. (Armaingaud, *loc. cit.*, p. 327.)

De 1887 à 1905, environ 60000 enfants ont bénéficié du traitement marin. Sur ce nombre, la guérison a été obtenue chez ceux atteints de :

I.	Lymphatisme et anémie dans la proportion de	66	p. 100
II.	Engorgements ganglionnaires et adénites	74	—
III.	Tuberculoses osseuses	52	—
IV.	Arthrites vertébrales	32	—
V.	Scrofulides	61	—
VI.	Rachitisme	72	—

Le chiffre moyen des guérisons obtenues pour ces diverses catégories a donc été de 59 pour 100, chiffre inférieur encore à la réalité.

« Cependant, ce n'est, ce ne doit être là qu'un commencement. Nous sommes loin en effet, à l'heure actuelle, de pouvoir soigner à la mer tous les enfants qui en ont besoin. En 1900, dans un de ces rapports si personnels qui sont en même temps des appels à la lutte qu'il a entreprise, le Dr Armaingaud estimait à 12000 le nombre des enfants à la charge de l'assistance publique qui devraient chaque année bénéficier du traitement maritime, et les sanatoriums actuels n'en avaient assisté en moyenne que le sixième : 2000. » (Dr H. Barbier, *loc. cit.*, p. 1.)

Aujourd'hui, il existe des sanatoriums maritimes sur les points les plus divers du littoral français. « Sommes-nous en mesure de discerner, de préciser les indications spéciales ou les contre-indications de tel ou tel établissement, pour les adapter plus particulièrement à telle ou telle forme de tuberculose? » (Armaingaud, *loc. cit.*)

Malheureusement non, et si nous en exceptons la tuberculose pulmonaire pour laquelle les plages du Nord et de l'Ouest jusqu'à Arcachon, où commence la zone favorable, sont formellement contre-indiquées, nous ne sommes pas encore à même d'établir cette spécialisation des zones maritimes pour l'étude de laquelle on consultera surtout le très remarquable rapport présenté par le Dr *H. Barbier* au Congrès d'Arcachon.

Nous décrirons donc dans ce chapitre les divers établissements sans donner d'indications thérapeutiques spéciales pour chacun d'eux, mais en faisant remarquer combien il importe que le choix de la station soit toujours subordonné à un avis médical sans lequel une décision ne devra jamais être prise.

ARCACHON (GIRONDE

Sanatorium d'Arcachon (1).

Nombre de lits : 200.

Ce sanatorium, fondé, en 1887, par le Dr *Armaingaud*, a été ouvert le 8 septembre 1888. Le Dr Armaingaud avait d'abord, dès août 1887, entretenu à ses frais 20 enfants débiles, provisoirement installés à la villa Fouet, puis, en 1888, 50 nouveaux enfants.

(1) D'après les renseignements qu'a bien voulu nous communiquer le Dr *Armaingaud*.

Ne comprenant au début qu'un pavillon de 40 lits, l'établissement s'est progressivement agrandi et compte, depuis 1897, 200 lits.

C'est actuellement un établissement privé, administré par son fondateur et ayant pour but le traitement marin et forestier des enfants débiles, rachitiques, scrofuleux, atteints de tuberculoses locales et chirurgicales, ou candidats à la tuberculose pulmonaire, mais non encore atteints, *même au plus léger degré.*

Les enfants que l'on y reçoit sont : les uns, entretenus par le Dr Armaingaud et son œuvre personnelle, d'autres par les administrations hospitalières et charitables, les municipalités, les départements ou l'État, d'autres par des bienfaiteurs et protecteurs personnels, d'autres enfin par leur propre famille. Pour les trois dernières catégories le prix de séjour est de 2 francs par jour.

Il est ouvert toute l'année et reçoit les garçons de 2 à 15 ans, les filles de 2 à 16 ans.

Le prix de séjour est de 2 francs par jour, sauf pour les enfants assistés gratuitement par le Dr Armaingaud.

La durée du séjour n'est pas limitée, mais doit être d'au moins 3 mois.

Il existe un lazaret et un pavillon de maladies contagieuses.

La statistique des dix premières années de fonctionnement (jusqu'en 1896) donne les résultats suivants :

AFFECTIONS	NOMBRE	GUÉRIS	AMÉLIORÉS	GUÉRIS POUR 100
Lymphatisme, anémie.. .	80	80	»	100
Engorgem. Ganglion. . .	150	138	12	92
Lésions scrofuleuses. Peau.. . . .	67	59	8	87
Lésions scrofuleuses. Œil.	19	18	1	90
Lésions scrofuleuses. Nez, oreilles.	7	6	1	86
Rachitisme.	90	88	»	97
Tuberculoses osseuses. .	25	15	8	60
— vertébrales.	8	3	4	37

La moyenne générale des guérisons est en somme de 80 pour 100.

Le service médical est assuré par MM. les Drs *Lalesque*, *Hameau*, *Festal* et *Dhourdin* (médecin résident depuis le 15 août 1905).

Directeur : M. *Baumé*, auquel on s'adressera pour les renseignements et l'admission.

BANYULS-SUR-MER (PYRÉNÉES-ORIENTALES)

Hôpital marin de Banyuls (1).

Nombre de lits : 200.

Cet établissement, qui dépend de l'Œuvre des sanatoriums maritimes pour enfants (cf. Livre III), est situé sur les bords de la Méditerranée, à 1 kilomètre à peine de la gare de Banyuls, au fond d'un petit golfe, sur la plage des Grandes Elmes, à 5 mètres au-dessus du niveau de la mer. Il est abrité au nord, à l'ouest et au sud, derrière les rochers escarpés de la côte et les coteaux de la vallée, recevant directement les vapeurs salines de la Méditerranée. Il fut construit par le département des Pyrénées-Orientales, grâce à l'initiative de M. Lafargue, alors préfet du département, avec le concours généreux de deux riches industriels de la région : MM. Bardou-Job, de Perpignan, et Simon Violet, de Thuir. Les travaux, commencés en octobre 1887, furent si rapidement menés que l'inauguration eut lieu le 7 octobre 1888. Cession en fut faite aussitôt par le département des Pyrénées-Orientales, à l'Œuvre des sanatoriums maritimes, à la condition qu'elle entretiendrait d'une façon permanente, à Banyuls, 20 enfants assistés du département.

Les constructions se composent d'une série de bâtiments

(1) Consulter : *la Lutte antituberculeuse*, II, n° 7, p. 25-26; les bulletins annuels et le très bel album de reproductions photographiques publié par l'Œuvre des sanatoriums maritimes.

solés les uns des autres, aussi bien les bâtiments affectés aux services des bébés et des enfants que ceux consacrés aux services généraux. Ils se relient tous par des galeries extérieures et des préaux. Les pavillons sont vastes et bien aérés, l'eau y circule en abondance ; on y a appliqué le service du tout à l'égout et du tout à la mer. De vastes classes permettent aux enfants de continuer leur instruction, tout en profitant des bons effets du traitement marin. — Banyuls contient 200 lits, y compris les lits d'infirmerie.

En 1904, la proportion des guérisons complètes a été de 64,24 pour 100; celle des améliorations de 21,68 pour 100. En réunissant ces deux catégories de malades, on voit que le traitement marin a été favorable aux enfants qui y ont été soumis dans la proportion de 81,92 pour 100. Il est bon de noter que beaucoup, parmi ces enfants, étaient des formes graves suppurées de mal de Pott, de coxalgie, de tumeurs blanches diverses. Beaucoup d'améliorations seraient devenues des guérisons, si les enfants avaient fait à la mer un plus long séjour.

Durant une période de douze années, comprise depuis la fondation, octobre 1888, jusqu'au 31 décembre 1901, voici quels avaient été les résultats obtenus à Banyuls :

MALADIES TRAITÉES — Nature des manifestations.	NOMBRE des cas.	GUÉRISONS.	PROPORTION pour 100 des guérisons.	AMÉLIORÉS.	PROPORTION pour 100 des améliorés.	PROPORTION pour 100 des guérisons et des améliorés.
Scrofulides	95	81	85,26	11	11,57	96,83
Tuberculose de os	214	153	71,50	47	21,96	93,46
Arthrites vertébrales	37	22	59,46	7	18,91	78,37
Engorgements gnglionnaires.	203	182	89,65	21	10,35	100,00
Anémie, lymphatisme	165	138	83,65	24	14,54	98,17
Rachitisme	143	109	76,22	31	21,67	97,89
Manifestations multiples	229	113	49,35	33	14,41	63,76
Affections diverses, décédés	53	»	»	»	»	»
Totaux	1139	798	73,58	174	16,20	89,78

Pour l'admission. Cf. : *Œuvre des San. marit.*

BERCK-SUR-MER (PAS-DE-CALAIS) [1]

A. Hôpital maritime.

(Dépend de l'Administration générale de l'assistance publique à Paris).

Nombre de lits : 718.

Le premier hôpital, en bois, construit en 1861 et qui contenait 100 lits, a été détruit depuis quelque temps pour les agrandissements et la réfection des bâtiments du grand hôpital, vaste édifice en briques commencé en 1867 sur les plans de M. Lavezzari. Il se compose de six pavillons avec un rez-de-chaussée et deux étages, tous reliés entre eux par des galeries, et formant par leur ensemble un carré auquel se surajoutent des ailes en diverses directions. La façade principale regarde la mer dont elle est très rapprochée. Les hautes marées viennent battre le pied du quai. Par le côté opposé les malades trouvent de vastes promenades dans les dunes.

Le grand hôpital contient 14 dortoirs de 30 lits chacun et 5 dortoirs de 16 lits. 4 pavillons d'isolement pour les maladies contagieuses lui sont annexés, contenant ensemble environ 40 lits.

En 1895 a été élevée une nouvelle annexe, le lazaret, qui renferme encore 60 lits. C'est là que sont reçus d'abord les groupes de malades qui arrivent chaque mois de Paris. Ils y restent isolés pendant un mois. Cette période permet de constater et d'isoler les maladies contagieuses et d'en préserver le grand hôpital.

Pendant le deuxième mois de séjour les arrivants sont encore maintenus en un groupe isolé dans deux dortoirs

[1] Cousulter entre autres ouvrages : M. Calot, *Les maladies qu'on soigne à Berck*, Paris, Masson; Dict. Dechambre, article Berck; A. Mesureur, *loc. cit.*, p. 19-21; Rapports des docteurs Bergeron, Cazin, etc.

du grand hôpital. Ils sont ensuite répartis dans les subdivisions.

Les malades du grand hôpital sont groupés en un certain nombre de catégories selon le genre d'affection dont ils sont atteints et selon les soins qu'ils réclament. Cette classification facilite beaucoup la surveillance médicale et la direction du traitement approprié.

Quatre institutrices sont chargées des écoles pour les convalescents.

L'admission des enfants malades, à titre gratuit, à l'hôpital maritime se fait à Paris, devant une commission spéciale qui se réunit à l'hôpital des Enfants malades et à l'hôpital Trousseau. Les enfants âgés de 2 à 15 ans proviennent de services hospitaliers ou directement de leurs familles.

La durée du séjour à Berck n'est pas limitée par un règlement; les départs ont lieu sur l'avis du médecin. La plupart des malades sont conservés jusqu'à ce que la cure soit très avancée, sinon terminée complètement. Le mouvement est d'environ 60 par mois, soit 700 par an, à peu près.

L'agrandissement de l'hôpital de Berck depuis longtemps nécessaire est en train de se réaliser grâce à l'emprunt de 45 millions de l'assistance publique, et les travaux sont en cours pour l'édification de nouveaux bâtiments devant contenir 300 lits, ce qui porterait le nombre total des lits à 1018. Les services projetés seront destinés plus spécialement aux enfants immobilisés dans des appareils.

Les malades sont transportés à Berck dans les wagons spéciaux de l'Administration. Leurs parents peuvent, sur certificat délivré par le Directeur de l'établissement, voyager à demi-tarif sur le chemin de fer du Nord pour les aller voir. (Un chemin de fer d'intérêt local relie la station du Nord, Rang-du-Fliers-Verton, à Berck-Plage.)

Chirurgien en chef, M. le Dr *Ménard*, nommé en 1891, en remplacement du Dr Cazin ; il est assisté de 3 internes.

Directeur, M. *Champroux*.

B. Sanatorium des enfants assistés et des enfants des départements.

Nombre de lits : 600.

En outre de l'hôpital maritime, où sont traités gratuitement les enfants des familles pauvres, la ville de Paris place à Berck environ 400 malades, enfants assistés ou en dépôt.

Deux hôpitaux, qui sont des propriétés particulières, reçoivent ces enfants : *Bouville*, sanatorium pour les garçons, *Parmentier*, sanatorium pour les filles.

Ces établissements, tous deux isolés, l'un (Parmentier) à quelque distance de la plage, l'autre (Bouville) sur la plage même depuis deux ans, forment chacun un hôpital complet avec infirmerie, dortoirs, réfectoires, salles de bains et de douches, pavillon d'isolement et lazaret pour les arrivants et contenant 300 lits. L'Administration de l'assistance publique fournit le vêtement, les objets de pansement et les médicaments à ses pupilles pour lesquels elle paye un prix de pension uniforme qui est de 1 fr. 45 par jour et par enfant.

Dans ces deux établissements sont admis aussi de nombreux enfants appartenant à diverses villes et à divers départements. Il a été reçu ainsi, en 1899, 50 élèves, il en est reçu annuellement 200 environ, au prix de 60 francs par mois jusqu'à 15 ans et de 100 francs au-dessus de cet âge (service médical et médicaments compris).

Médecins chefs de service, MM. les Drs *Audion* et *Grosjean*.

Chirurgien en chef, M. le Dr *Ménard*.

Un instituteur et une institutrice sont attachés à ces établissements.

C. L'hôpital Nathaniel de Rothschild.

Nombre de lits : 100.

Fondé en 1870 par le baron James de Rothschild (et ouvert d'abord pour nos blessés de la guerre), agrandi très considérablement en 1882 par la baronne James à la mort de son mari, cet hôpital se trouve situé à la partie nord de la plage.

Il se compose d'une partie centrale comprenant les bâtiments destinés à l'administration et aux services généraux et de deux ailes qui, de chaque côté, s'étalent longuement sur la plage et sont réservées, l'une (celle de droite) aux filles et l'autre (celle de gauche) aux garçons. Les infirmeries de l'hôpital se trouvent au rez-de-chaussée de ces deux bâtiments latéraux. Les grandes ouvertures des salles d'infirmerie sont établies directement sur la plage. De larges portes font communiquer ces infirmeries avec une grande terrasse donnant immédiatement sur la grève, ce qui permet d'y pousser les enfants couchés et de les y laisser pendant la journée entière avec ou sans l'abri d'une tente.

A chaque infirmerie est annexée une chambre d'isolement. Les deux extrémités du bâtiment sont occupées par des classes où, 3 fois par semaine, un instituteur veille à l'instruction des convalescents et des anémiques. Le premier étage renferme les dortoirs des enfants qui peuvent librement aller et venir, et la salle d'opération avec ses dépendances. Au deuxième étage, enfin, se trouvent le laboratoire et l'installation des appareils de radiologie et de photographie. Séparé de l'hôpital par un espace de 50 mètres environ, s'élève un pavillon d'isolement.

L'établissement compte à peu près une centaine de lits, dont moitié environ sont consacrés à des enfants malades justiciables d'un traitement chirurgical ou d'une opération, moitié à des enfants lymphatiques, anémiques ou rachitiques que guérit le seul traitement marin.

Les enfants sont reçus de 2 à 16 ans. Il en vient de toutes les parties du monde. Ils sont accueillis sans distinction de culte ni de nationalité et sans qu'on tienne compte d'autre chose que de l'extrême détresse de leurs parents ou de la gravité de leur mal. Leur admission, entièrement gratuite, s'effectue sur simple demande adressée au directeur, à la suite d'une enquête.

Le service médical et chirurgical est dirigé par M. le Dr *Calot* assisté d'un interne, le service administratif par Mme Katz.

En 1892, le Dr Henri de Rothschild a fondé un dispensaire destiné à la population pauvre de Berck, cf. Dispensaires.

D. Hôpital Cazin-Perrochaud.

Nombre de lits : 300.

Ainsi nommé en souvenir du Dr Cazin et du Dr Perrochaud, les deux premiers médecins de Berck, c'est une maison de santé privée, fondée par les religieuses franciscaines qui reçoivent des enfants malades et des pensionnaires moyennant un prix modique. Les limites d'âge sont, pour les garçons, de 3 à 13 ans; pour les filles, de 3 à 16 ans.

Le service médical est assuré par le Dr *Cayre* assisté d'un interne.

Des classes sont faites aux enfants, qui peuvent ainsi poursuivre régulièrement leurs études.

Prix de pension : de 40 à 50 francs par mois, avec suppléments pour soins médicaux.

E. Hôpital de l'Oise et des départements.

Maison de santé privée, placée à quelque distance de la mer. Un interne y réside, le Dr *Calot* en est le chirurgien.

F. Polyclinique.

Nombre de lits : 50.

Service médical, Dr *Pierre*.

CAP-BRETON (LANDES) [1]

Asile Sainte-Eugénie.

Nombre de lits : 60 [2].

Fondé grâce à un legs provenant de la générosité de Mme Desjobert, le sanatorium de Cap-Breton s'élève au sud-ouest du département des Landes, en plein golfe de Gascogne, sur une petite dune, en face de la mer dont il est distant de 60 mètres environ. Une plage sablonneuse se déroule à ses pieds, tandis qu'à l'est et à l'ouest des forêts de sapins l'entourent. Les conditions météorologiques y sont excellentes : atmosphère pure, climat tempéré, stabilité thermique et hygrométrique, pluies peu fréquentes et vite évaporées.

Cap-Breton, qui est situé à 5 kilomètres de la ligne de chemin de fer de Paris à Irun, est ouvert toute l'année aux enfants des deux sexes âgés de 5 à 15 ans. Sur les 60 lits qu'il comporte il en est 40 gratuits réservés aux enfants du département des Landes et 20 payants pour les enfants de ce département ou des autres et dont le prix de pension est de 1 fr. 60 par jour.

Pour être reçus, les enfants doivent être munis d'un certificat médical attestant que le sanatorium est indiqué,

[1] D'après des documents dus à l'obligeance de M. le Dr Dulau.
[2] Depuis le 1er août 1905 le nombre des lits a été doublé, ce qui le porte à 120.

TABLEAU STATISTIQUE DES RÉSULTATS OBTENUS DU 1er JANVIER 1902 AU 1er JANVIER 1905

NATURE DES MANIFESTATIONS		NOMBRE TOTAL DES CAS	GUÉRIS				AMÉLIORÉS				ÉTAT STATIONNAIRE				DÉCÈS			
			NOMBRE	%	JOURNÉES DE PRÉSENCE	DURÉE MOYENNE DU TRAITEMENT	NOMBRE	%	JOURNÉES DE PRÉSENCE	DURÉE MOYENNE DU TRAITEMENT	NOMBRE	%	JOURNÉES DE PRÉSENCE	DURÉE MOYENNE DU TRAITEMENT	NOMBRE	%	NOMBRE DE JOURNÉES	DURÉE MOYENNE DU TRAITEMENT
Lymphatisme. Anémie.		55	53	98	15 969	501	2	3	708	236	»	»	»	»	»	»	»	»
Manifestations ganglionnaires.	Non suppurées.	20	17	85	4 542	268	3	15	483	161	»	»	»	»	»	»	»	»
	Suppurées	14	14	100	5 961	426	»	»	»	»	»	»	»	»	»	»	»	»
Lésions osseuses.	Non suppurées.	»	»	»	»	»	»	»	»	»	»	»	»	»	»	»	»	»
	Suppurées	20	9	45	4 981	553	5	25	1 536	311	5	25	1 736	347	1	»	29	29
Arthrites vertébrales.	Non suppurées.	»	»	»	»	»	»	»	»	»	»	»	»	»	»	»	»	»
	Suppurées	3	»	»	»	»	»	»	»	»	3	100	340	113	»	»	»	»
Rachitisme		11	8	72	4 131	516	3	27	3 673	1 224	»	»	»	»	»	»	»	»
Scrofulides.	Peau	5	2	41	2 557	1 278	3	60	617	206	»	»	»	»	»	»	»	»
	Yeux	4	3	75	2 149	716	1	25	336	336	»	»	»	»	»	»	»	»
	Oreilles-nez.	2	1	50	446	446	1	50	429	429	»	»	»	»	»	»	»	»
Affections diverses (non justiciables du traitement marin).		10	»	»	»	»	»	»	»	»	»	»	»	»	»	»	»	»
TOTAUX		144	107	70	40 736	565	18	29	7 802	415	8	125	2 076	460	1	»	29	29

qu'ils ont été vaccinés et ne sont atteints d'aucune affection contagieuse.

Pour l'admission et les renseignements écrire au Directeur du sanatorium.

Depuis 1901, il a été créé un service de chirurgie qui fonctionne sous la direction de M. le docteur Daraignez (de Mont-de-Marsan).

Les résultats obtenus montrent une proportion de guérisons de 63 pour 100, la durée moyenne du traitement ayant été de 527 jours.

C'est le plus souvent sous des abris en genêts, en face de la mer, que les petits malades reçoivent d'une institutrice les notions élémentaires d'instruction et d'éducation.

En temps ordinaire ils prennent des bains de propreté tous les 15 jours et de la première quinzaine de juin au 1er octobre des bains de mer.

Le pari-mutuel et le département des Landes ayant apporté leur concours financier, le sanatorium pourra recevoir bientôt un nombre plus élevé de malades et les divers services seront améliorés. Le plan des travaux d'agrandissement comporte la construction d'un local spécialement affecté aux colonies de vacances : ainsi, un plus grand nombre d'enfants des villes pourra bénéficier du traitement marin.

Directeur du sanatorium : M. le docteur *Dulau*. Cap-Breton (Landes).

Mouvement des malades en 1904.

Restants au 1er janvier 1904			51
Entrées pendant l'année 1904	Malades	60	109
	Colonies de vacances	49	
Sorties pendant l'année 1904	Malades	58	107
	Colonies de vacances	49	
Restants au 1er janvier 1905			53

CERBÈRE (PYRÉNÉES-ORIENTALES)

Sanatorium de Saint-Jean-de-Dieu [1].

Nombre de lits : 34.

La maison des frères Saint-Jean-de-Dieu a pour but de procurer aux enfants et aux jeunes gens de constitution faible le bienfait du séjour plus ou moins prolongé sur les bords de la mer avec celui des bains de mer judicieusement administrés. Les malades peuvent profiter à Cerbère de la double influence simultanée de l'air marin et de l'air des montagnes pyrénéennes.

Les enfants sont admis de 5 à 17 ans. En dehors du temps des vacances il est fait au moins trois heures de classe par jour.

De 5 à 14 ans inclusivement, le prix de la pension est de 2 francs par jour, plus la fourniture et l'entretien d'un petit trousseau. De 15 à 17 ans, le prix de la pension est de 2 fr. 50 par jour.

Chirurgien : M. le docteur *Donnezan* (de Perpignan).

Médecin attaché à l'établissement : M. le docteur *Galangau*.

Pour les formalités d'admission et tous renseignements s'adresser à M. le Supérieur du sanatorium Saint-Jean-de-Dieu.

LE CROISIC (LOIRE-INFÉRIEURE)

Maison de Saint-Jean-de-Dieu.

Nombre de lits : 150.

Succursale de la maison des frères Saint-Jean-de-Dieu

(1) D'après des documents dus à l'obligeance de M. le supérieur de la maison de Cerbère.

à Paris, 223, rue Lecourbe. A pour but d'assurer le bénéfice du traitement marin aux enfants infirmes admis à l'asile de la rue Lecourbe. Réservé aux garçons et jeunes gens. Prix de pension : 2 francs par jour de 6 à 14 ans, 2 fr. 50 de 15 à 18 ans.

Médecin, M. le docteur *Dhoste.*

Pour les renseignements et l'admission s'adresser à la maison de Paris ou à M. le Supérieur du sanatorium Saint-Jean-de-Dieu, au Croisic.

GIENS, PAR HYÈRES (VAR)

Hôpital Renée-Sabran [1].

(Reconnu d'utilité publique.)

Nombre de lits : 150.

Fondé en 1891 dans le territoire de la commune d'Hyères, et sur le versant de la presqu'île de Giens qui regarde la haute mer, l'hôpital Renée-Sabran fut édifié presque exclusivement au moyen des sommes produites par une souscription, dont M. Hermann Sabran fut le généreux promoteur.

Il fut en outre décidé que cet hôpital serait considéré comme une annexe de l'hospice de la Charité de Lyon, et qu'il serait affecté spécialement au traitement des enfants scrofuleux du département du Rhône.

A la suite d'essais qui durèrent près de quatre ans et qui donnèrent des résultats satisfaisants, les malades descendirent des hauteurs de Giens et furent installés sur les bords de la mer dans trois pavillons de 50 lits, dont deux sont occupés par les filles et un seulement par les

(1) D'après des documents dus à l'obligeance de M. le Dr Vidal, médecin en chef de l'hôpital, membre correspondant de l'Académie de médecine.

garçons. Aussitôt que les fonds le permettront, on édifiera un quatrième pavillon de 50 lits destinés à des enfants rachitiques, ce qui portera à 200 le nombre des lits dont pourra disposer, sous peu, l'Assistance lyonnaise sur les bords de la Méditerranée.

Chaque pavillon se compose d'un rez-de-chaussée, élevé d'un mètre au-dessus des caves, et d'un premier étage; il dispose de 50 lits pour les malades et d'un lit dans chacune des deux salles pour l'hospitalière de service; il contient, en outre, une salle de consultation, une salle de pansements avec fourneaux et baignoire, et une chambre à deux lits, complètement isolée de tout le reste du service, de façon à pouvoir séparer pendant quelques jours des malades que l'on veut tenir en observation.

Chacun des pavillons est desservi par cinq hospitalières de Lyon; sur ce nombre, deux couchent dans les salles, deux autres couchent au dortoir général des sœurs, et la cinquième est chargée des rondes de nuit. En cas d'alerte, les secours médicaux ou autres peuvent être réclamés instantanément au moyen du téléphone.

En général et sauf décision motivée de l'Administration centrale, l'âge des malades reçus à Giens a été fixé ainsi qu'il suit : de 4 à 12 ans pour les garçons et de 4 à 16 ans pour les filles.

Le sanatorium Renée-Sabran ne reçoit actuellement que des enfants du département du Rhône.

L'Administration des hospices de Lyon a fixé à quatre mois la durée des périodes ordinaires du séjour à Giens. Ce règlement est généralement respecté; mais ici, comme partout, le médecin traitant est laissé libre de retenir les malades aussi longtemps qu'il le juge nécessaire.

L'hôpital possède un pavillon d'isolement divisé en deux salles de six lits, absolument isolées l'une de l'autre.

Pour la grande majorité des malades de Giens, le traitement consiste dans la vie en plein air marin, dans les exercices sous l'abri de la forêt résineuse, dans une sage suralimentation et dans l'usage *quotidien* des bains de mer pris, suivant la saison, à la plage ou bien dans la piscine, ou dans des baignoires en bois contenant de l'eau de mer chaude, pure ou additionnée d'eau-mère.

Le service médical est fait par un médecin titulaire, un médecin suppléant et un interne des hôpitaux de Lyon.

L'hôpital est administré par l'hospice de la Charité, dont il dépend directement.

Les classes sont faites par des hospitalières pourvues de leurs titres universitaires.

Le prix de revient de la journée d'hôpital est de 2 fr. 6671.

Près de 3310 enfants ont pu être soignés à tour de rôle, fournissant un total de 555 029 journées de présence.

Sur ce nombre :

1149	soit	36,36 %	sont	repartis	guéris;
1607	—	50,85	—	—	très améliorés;
366	—	11,58	—	—	stationnaires;
38	—	1,20	—	—	décédés.

Ces divers pourcentages sont très satisfaisants; ils résultent non seulement des observations qui sont inscrites sur les feuilles des malades et qui sont contrôlées dès leur retour à Lyon, mais encore des renseignements qui sont recueillis ultérieurement sur tous les enfants des deux sexes, ayant fait un séjour dans l'hôpital Renée-Sabran.

HENDAYE (BASSES-PYRÉNÉES)

Sanatorium d'Hendaye (¹).

(Dépend de l'Administration générale de l'assistance publique.)

Nombre de lits : actuels 228; *en construction* 400 = 628.

Situé sur le golfe de Gascogne, à 2 kilomètres environ

(¹) D'après M. A. Mesureur, *loc. cit.*, p. 1.
Bibliographie : Belouet, in *Revue d'hygiène*, mai 1899. Masson,

de l'embouchure de la Bidassoa et à 3 kilomètres et demi de la gare d'Hendaye, le Sanatorium a été ouvert en juin 1899.

Les bâtiments comprennent : des services généraux, un lazaret de 26 lits, une infirmerie de 14 lits, puis des divisions pour les filles et les garçons. Ces divisions se composent de deux bâtiments, l'un élevé seulement d'un rez-de-chaussée, l'autre d'un rez-de-chaussée et d'un premier étage. Des préaux couverts sont disposés entre ces deux pavillons.

Actuellement, le Sanatorium ne dispose encore que de 228 lits, mais des travaux importants sont en cours et permettront, par l'agrandissement des services généraux et la construction de nouveaux pavillons et d'un service d'isolement, d'augmenter le nombre de lits de 400.

Seuls, les enfants relevant de l'administration générale de l'Assistance publique à Paris, c'est-à-dire dépendant de la région parisienne, peuvent être envoyés à Hendaye. Leur admission est prononcée à la suite de l'examen d'une Commission médicale dite des enfants chroniques et présidée par M. Félix Voisin. Sont admis : 1° des rachitiques au début, au-dessous de 5 ans et dont l'état ne nécessite pas d'appareils spéciaux; 2° les convalescents d'affections aiguës ou chroniques; 3° les lymphatiques, les adénopathies non suppurées, et en somme tous les prédisposés à la tuberculose. Les tuberculoses pulmonaires ouvertes, les tuberculoses chirurgicales et les affections nerveuses ne sont pas reçues à Hendaye.

Mais actuellement, le nombre des postulants est considérable et les enfants désignés doivent souvent attendre leur tour durant de longs mois.

La durée du traitement est entièrement subordonnée au jugement des médecins.

Défalcation faite des tuberculoses ouvertes trop souvent

éditeur. — Dr Camino, *Rapport au Congrès de Biarritz*, 1903. — Marcou-Mustner, *Thèse de Paris*, 1901. — Verneau, *Thèse de Paris*, 1901. — *Procès-verbaux du Conseil de surveillance*, 1902-1903.

reçues à Hendaye, en dépit du règlement, la moyenne des guérisons obtenues est d'environ 75 pour 100, la durée moyenne du séjour oscillant entre 160 et 200 jours.

En 1905, le prix moyen de la journée de malade a été de 2 fr. 10 environ.

Depuis l'ouverture du sanatorium jusqu'en juillet 1905, il y est entré 2738 enfants et il ne s'est produit que 20 décès.

Médecin : M. le Dr *Camino* (assisté de 2 internes).

Directeur : M, J. Iribe.

MARSEILLE (BOUCHES-DU-RHÔNE)

Sanatorium marin Jean-Martin

Nombre de lits : 22.

Fondé en 1902. 22 enfants de 6 à 16 ans peuvent y être hospitalisés.

NICE (ALPES-MARITIMES)

Œuvre des enfants infirmes.
Quartier de Montboron.

Nombre de lits : 30.

Reçoit gratuitement les petites filles rachitiques ou anémiées.

PÉ-AU-MIDY, PRÈS PAIMBŒUF (LOIRE-INFÉRIEURE)

Sanatorium du Pé-au-Midy (1).

Nombre de lits : 25.

Ce sanatorium a été installé dans une jolie propriété connue sous le nom de Pé-au-Midy et sise sur la commune de Saint-Viaud. La maison d'habitation s'élève au sommet d'un mamelon planté de chênes et de sapins l'abritant des vents du nord et de l'ouest. Le manoir du Pé-au-Midy est suffisamment élevé et assez éloigné du fleuve pour être à l'abri des brouillards. Un parc de 4 hectares l'entoure. Jusqu'à ce jour 50 jeunes filles ont déjà bénéficié du traitement au Pé-au-Midy. Un nouvel aménagement des dortoirs vient d'être installé et permettrait de porter à 40 le nombre des lits si les ressources de l'œuvre étaient suffisantes.

Le séjour est gratuit. Le sanatorium du Pé-au-Midy est confié aux Filles de la Sagesse de Saint-Laurent-sur-Sèvre (Vendée).

S'adresser à la sœur supérieure pour l'admission et les renseignements.

(1) D'après des renseignements dus à l'obligeance de M. le Dr Bécigneul.

PEN-BRON, PRÈS LE CROISIC (LOIRE-INFÉRIEURE)

Hôpital marin de Pen-Bron (1) (reconnu d'utilité publique).

Nombre de lits : 500.

Situé en face de la ville du Croisic, le nouvel hôpital, qui est aujourd'hui pour ainsi dire terminé, apparaît à la pointe d'une presqu'île ayant pour base les terres de Piriac, de la Turballe et de Guérande.

Pen-Bron a été fondé par M. *Pallu*, inspecteur des enfants assistés de la Loire-Inférieure, le 8 septembre 1887; grâce au concours de quelques philanthropes, on put acheter les maisons d'une vieille confiserie de sardines ou de thon où ont été reçus les premiers malades. C'est ainsi qu'a été constitué ce que l'on nomme aujourd'hui le vieil hôpital, qui désormais sera affecté au logement du directeur et à l'établissement, pendant l'été, de colonies scolaires.

Le nouvel hôpital a été construit sur les plans de l'architecte Lafont, avec des sommes provenant du pari-mutuel et de diverses libéralités dues notamment à MM. Bert et Ephrussi. Il est à l'heure actuelle entièrement construit. Il contient 16 pavillons : 8 pour les garçons, 8 pour les filles. En façade ont été élevées les constructions nécessaires à l'administration et au logement du personnel. Il existe dans l'hôpital des pavillons d'isolement, des salles d'opération et de pansement, un service d'hydrothérapie.

Pen-Bron a pour but d'assurer aux enfants de faible constitution ou atteints des maladies qui en résultent, les bienfaits des bains de mer et des bains d'eaux-mères. Le traitement médical est assuré par un médecin en chef, un interne habitant l'établissement, deux chirurgiens et un

(1) D'après des documents dus à l'obligeance de M. Ricordeau.

ophtalmologiste qui font à l'hôpital des visites périodiques.

Les résultats obtenus sont satisfaisants. Les affections traitées sont surtout les suivantes : scrofulides, tuberculoses osseuses, arthrites vertébrales, adénopathies, anémie, lymphatisme et rachitisme.

Le mouvement des malades depuis la fondation a été de 5236.

De 1888 à la fin de 1904 l'ensemble des journées de présence se répartit ainsi :

Garçons.	455 991
Filles.	578 802
Total.	1 034 793

En 1904, l'ensemble des journées de présence a été : pour les garçons de 33 948 et pour les filles de 61 719, soit ensemble de 95 667.

Les statistiques pour les 5 dernières années ont donné les résultats suivants :

Guérisons.	75,71	pour 100
Améliorations.	11,84	—
Retraits.	11,18	—
Décès.	1,25	—

Les 75,71 0/0 de guérisons se décomposent de la façon suivante, en tenant compte de la durée moyenne du traitement.

MANIFESTATIONS	PROPORTION POUR 100	DURÉE MOYENNE DU TRAITEMENT
		jours.
Scrofulides.	74,35	324
Tuberculoses des os.	64,61	418
Arthrites vertébrales.	55,49	355
Engorgements ganglionnaires..	86,74	258
Anémie. Lymphatisme.	94,95	89
Rachitisme.	11,11	58
Affections diverses.	54,79	308

Les demandes d'admission doivent être adressées soit à l'hôpital même, soit au directeur du bureau administratif à Nantes. Les filles sont reçues à tout âge, les garçons, provisoirement, jusqu'à l'âge de 15 ans seulement, les enfants des deux sexes ne sont reçus qu'à partir de 4 ans.

Le prix de la pension est fixé à 1 fr. 80 par jour, tous frais compris; il est susceptible de réduction pour les collectivités. Pen-Bron reçoit des colonies scolaires de vacances.

Les services administratifs sont assurés avec le minimum de dépense : un secrétaire à Nantes, un économe à Pen-Bron. L'hôpital marin de Pen-Bron s'est développé sous la seule influence de l'initiative privée; son fonctionnement et son avenir sont assurés uniquement par les prix de pension et par les modestes ressources économisées par la société.

CONSEIL D'ADMINISTRATION

Président honoraire : *M. Rivron*, O. ✻, président honoraire de la Chambre de commerce de Nantes, administrateur de la Cie des chemins de fer d'Orléans. Président : *M. Ricordeau*, avocat, administrateur des hospices civils de Nantes; Vice-président : *M. X.*; Secrétaire-administrateur délégué : *M. Camproger*; Administrateur-délégué : *M. Ch. Simon*; Administrateurs : *MM. Rivron*, *Maillard*, *J. Benoit*, *Dr Teillais*, *Guiss'han*, *Durand-Gosselin*; Directeur du bureau administratif : *M. Tailleur*, 2, place de la Duchesse-Anne, Nantes (Loire-Inférieure), auquel toutes les communications et la correspondance doivent être adressées.

QUIMPERLÉ (FINISTÈRE)

Maison de Kerfany, plage du Clé'ch, commune de Moélan, près Quimperlé (1).

Nombre de lits : 50.

Reçoit les garçons jusqu'à 10 ans, les filles jusqu'à 13 ans, gratuitement s'ils sont indigents, ou à des prix variables suivant leurs moyens s'ils ne sont pas indigents.

ROSCOFF (FINISTÈRE)

Sanatorium maritime de Roscoff (2) (Perarhidy).

Nombre de lits : 80.

Fondé par Mme la marquise de *Kergariou*, il a été ouvert le 17 juillet 1901 et reconnu d'utilité publique en août 1902. Il ne disposait au début que de 40 lits, mais ce nombre s'est trouvé doublé depuis le 1er juin 1905. Les garçons y sont reçus de 3 à 16 ans, les filles de 3 à 21 ans et la durée du séjour n'est pas limitée.

L'établissement, bâti sur la partie la plus resserrée d'une longue et étroite presqu'île, touche ainsi presque à une plage par ses deux côtés. La disposition et la forme de cette presqu'île permettent de trouver toujours une grève bien abritée quel que soit le vent. La mer qui l'entoure est peu profonde et généralement calme, car l'île de Batz, longue bande de terre à 2 kilomètres au nord, forme comme une digue naturelle protégeant Roscoff.

La température est d'une remarquable égalité. Le minimum moyen hivernal est de 4° au-dessous de zéro, le

(1) N'existerait plus, d'après les derniers renseignements qui nous sont parvenus.

(2) D'après des documents dus à l'obligeance de M. le Dr Bagot.

maximum moyen estival de 19° à 20°. Les variations journalières de l'année entière dépassent rarement 1°,5 à 2°, ce qui permet d'appliquer toujours dans les dortoirs l'aération continue.

Depuis l'ouverture du sanatorium, 172 enfants, presque tous atteints d'affections osseuses graves, y ont été reçus. Les cas les plus graves (coxalgies suppurées, maux de Pott avec ou sans fistules, tumeurs blanches, adénites, ostéo-arthrites tuberculeuses multiples, etc.) représentent environ 20 pour 100 des hospitalisés et donnent une moyenne de 25 pour 100 de guérisons complètes. La plupart de ces enfants ayant été suivis, la persistance de la guérison a pu être contrôlée. Ces cas nécessitant d'ailleurs des séjours prolongés (18 mois à 2 ans). En tout 7 enfants seulement (dont 5 maux de Pott et 2 tuberculoses pulmonaires) ont été renvoyés comme incurables.

Pour les enfants auxquels le permet leur état il est fait quelques heures de classe chaque jour et les filles sont exercées à des travaux de ménage, de couture, etc.

Prix de pension : 1 fr. 80 par jour; 300 francs pour un semestre; 500 francs pour un an.

Médecin : *M. le Dr Louis Bagot*, de Saint-Pol-de-Léon.

Pour renseignements, admissions, etc., s'adresser à madame la supérieure du sanatorium.

SAINT-POL-SUR-MER (NORD)

Sanatorium de Saint-Pol (1) (Reconnu d'utilité publique).

Nombre de lits : 450.

Fondé en 1888 par M. *G. Vancauwenberghe*, maire de Saint-Pol, conseiller général du Nord, le sanatorium a

(1) D'après des documents dus à l'obligeance de MM. Vancauwenberghe et A. Vallet.

pris une rapide extension dont témoigne l'augmentation du nombre des lits, qui s'est élevé progressivement de 20 au début au chiffre actuel de 450. Les premiers pensionnaires y furent placés par le département du Nord, dont l'exemple fut bientôt suivi par tous les départements de la région (Marne, Oise, Ardennes, Meuse, Aisne, Seine-et-Marne). Depuis l'année 1896, les villes de Roubaix, de Croix, de Wasprehal (Nord) envoient au sanatorium, en colonies scolaires, pendant les mois d'été, des enfants débilités, chétifs, ganglionnaires, lymphatiques, etc., désignés par les médecins des écoles. Ces enfants séjournent dans l'établissement pendant un mois, exceptionnellement pendant 2 à 3 mois. En principe, ils ne demandent pas de soins médicaux ou chirurgicaux et n'exigent pas de pansements : ils ne font qu'une cure d'air. Le tableau suivant donne le nombre des enfants reçus depuis la fondation (juin 1888) jusqu'en 1904 inclus.

ANNÉES	HOSPITALISÉS EN TRAITEMENT	ENFANTS EN COLONIES SCOLAIRES	ENSEMBLE
1888-1889	20	»	20
1889-1890	34	»	34
1890-1891	34	»	34
1891-1892	49	»	49
1892-1893	37	»	37
1893-1894	63	»	63
1894-1895	127	»	127
1895-1896	138	37	175
1896-1897	225	291	516
1897-1898	332	542	874
1898-1899	379	609	988
1899-1900	366	669	1 035
1900-1901	352	736	1 088
1901-1902	357	581	938
1902-1903	372	633	1 005
1903-1904	371	526	897

Les constructions comprennent trois vastes pavillons d'un type spécial imaginé par M. G. Vancauwenberghe.

Chaque pavillon, à simple rez-de-chaussée, mesure 80 mètres de long, 9 mètres de largeur intérieure et 7 mètres de hauteur utile ; il est surélevé de 80 centimètres au-dessus du terrain naturel. La paroi intérieure, en frises de sapin verni, reproduit la forme d'un vaisseau renversé et se trouve enfermée dans l'enveloppe rigide, en briques, pierrés et tuiles, de la toiture et des murs extérieurs, dont un épais matelas d'air la sépare, mettant ainsi les salles à l'abri des variations atmosphériques. Ce mode de construction procure au malade les avantages du pavillon en bois dont il n'a pas les inconvénients.

Un de ces pavillons sert d'infirmerie, les autres sont des dortoirs, l'un pour les garçons, l'autre pour les filles. Un quatrième pavillon comprenant quarante lits est affecté aux bébés de 2 à 4 ans qui constituent une section spéciale. Pour donner aux petits malades, qui séjournent en moyenne deux ans au sanatorium, les éléments de l'instruction primaire, l'État a créé dans l'établissement deux écoles : l'une de garçons, l'autre de filles.

Les cuisines, réfectoires et magasins constituent un pavillon spécial. Des services annexes comprennent : une boulangerie, une brasserie, une buanderie, une étuve à désinfection, un séchoir. Une petite ferme avec exploitation agricole a été annexée au sanatorium et fournit une partie des produits destinés à l'alimentation des malades. Le sanatorium qui a été reconnu d'utilité publique par décret du 27 octobre 1898 est administré par un conseil de dix-huit membres.

Chirurgiens : M. le Dr *Lambert*, professeur agrégé à la faculté de Lille (section des garçons) ; M. le D^r^ *Le Fort*, professeur agrégé à la faculté de Lille (section des filles) ; M. le Dr *H. Gandier*, professeur agrégé à la faculté de Lille : service d'otorhino-laryngologie.

Médecin résident : M. le Dr *P. Bachmann*, qui est assisté par deux internes.

Médecin consultant : M. le Dr *Pascalin*, de Saint-Pol-sur-Mer.

Chirurgien consultant : M. le Dr *Ruyssen*, chirurgien en chef de l'hôpital civil de Dunkerque.

Pharmacien en chef : M. *Vaneste*, pharmacien-chimiste-expert, chargé des services de bactériologie, micrographie, radiologie et photothérapie.

Dentiste : M. *Wolfer*.

Les rapports annuels établissent pour les résultats obtenus les chiffres suivants :

Résultats favorables	82 pour 100
Résultats nuls ou mauvais	18 —

Des projets établis en vue de l'agrandissement du sanatorium ayant dû être abandonnés par suite de l'agrandissement de la ville et du port de Dunkerque, M. Vancauwenberghe et le Conseil d'administration se sont préoccupés de construire un nouvel hôpital maritime sur une plage voisine; leurs efforts ont abouti à l'édification du sanatorium de Zuydcoote, qui remplacera bientôt l'établissement exproprié de Saint-Pol.

Secrétaire général de l'Œuvre : M. *Alphonse Vallet*, Saint-Pol-sur-Mer.

SAINT-TROJAN, ILE D'OLÉRON (CHARENTE-INFÉRIEURE)

Nombre de lits : 200.

Le sanatorium de Saint-Trojan, fondé par l'Œuvre des sanatoriums maritimes et inauguré le 18 septembre 1896, est situé entre la mer et une superbe forêt de pins, sur une belle plage en pente douce. Les bâtiments consacrés aux malades sont construits face à la mer; ils comprennent 160 lits placés dans des pavillons séparés, n'ayant qu'un étage au rez-de-chaussée; au service des bébés et au service des enfants sont annexés : chambres des surveillants, lavabos, salles de bains, réfectoires, classes, etc. Devant chaque dortoir, du côté de la mer, s'avance un balcon avec abri, destiné à recevoir les lits des enfants infirmes qui ne peuvent se lever. En arrière, s'élève le bâtiment de l'infirmerie, avec salles d'opérations, de pansements, pharmacie, etc. Il existe également un lazaret avec chambres d'observation pour les malades suspects de maladie contagieuse. De l'autre côté, formant pendant à l'infirmerie, un grand emplacement isolé de toutes parts a été réservé et préparé pour l'installation de tentes Tollet, en cas d'épidémie. Les services généraux, bains, hydrothérapie, etc., sont construits en arrière des bâtiments destinés aux enfants et du côté opposé à la mer, ainsi que l'entrée de l'établissement. Une étuve à désinfection permet de stériliser tous les objets contaminés. Une machine spéciale (appareil Waillard-Desmaroux) sert à la stérilisation de l'eau et tous les services sont pourvus d'eau stérilisée. L'évacuation des eaux vaseuses et ménagères, ainsi que des eaux fluviales, se fait par une canalisation en poteries vernissées; ces eaux sont envoyées à la mer à 250 mètres du rivage. Des cabines de bains ont été élevées sur la plage, en face de l'établissement.

A Saint-Trojan, la proportion des guérisons a été en 1904 :

Anémie, lymphatisme.......	70,58	pour 100.
Engorgements ganglionnaires...	53,84	—
Scrofulides.............	38,46	—
Rachitisme.............	17,64	—
Tuberculose osseuse........	6,09	—
Arthrite vertébrale........	6,66	—

Ce pourcentage, particulièrement faible, s'explique par la gravité des lésions observées en 1904.

Les moyennes des résultats obtenus à Saint-Trojan sont les suivantes :

Anémie, lymphatisme......	70 à 80	pour 100.
Engorgements ganglionnaires..	60 à 90	—
Scrofulides............	15	—
Rachitisme.............	50	—
Tuberculose osseuse.......	50	—
Arthrite vertébrale........	25 à 30	—

Pour l'admission, cf. : Œuvre des sanatoriums maritimes.

SAN-SALVADOUR, PRÈS HYÈRES (VAR)

Sanatorium-école de San-Salvadour.

Nombre de lits : 200.

A pour but d'assurer aux enfants de la classe moyenne, à des conditions accessibles à tous, les soins que réclame leur santé.

Situé près de la station climatérique d'Hyères, le sanatorium de San-Salvadour est installé dans un parc de 25 hectares, exposé en plein midi et descendant du flanc de la montagne des Oiseaux jusqu'à la Méditerranée qu'il borde sur près d'un kilomètre. La surveillance y est confiée aux soins des hospitalières de San-Salvadour.

Le sanatorium comprend deux établissements distincts :

1° Pour la cure d'air. Un sanatorium pulmonaire est établi loin de la mer, sur la partie haute du domaine, abrité du vent par des plantations de pins, de mimosas, d'eucalyptus et de palmiers;

2° Pour la cure marine. Au bord de la mer, sur des terrasses étagées, s'élèvent des pavillons réservés aux petits malades. Un établissement hydrothérapique ouvert en toute saison complète ce sanatorium maritime et permet de donner les bains de mer et d'eau douce en piscine ou en baignoire aux plus faibles, tandis que la plage est réservée pour les plus vaillants.

Le sanatorium d'enfants de San-Salvadour peut recevoir 100 garçons et 100 filles de 3 à 12 ans.

Pour l'admission, s'adresser au sanatorium, à la sœur supérieure des Hospitalières de San-Salvadour, ou à Paris, 53, rue de la Pompe, le jeudi et le dimanche, de 2 à 4 heures.

ZUYDCOOTE, PRÈS DUNKERQUE (NORD)

Hôpital marin de Zuydcoote [1].

Nombre de lits : 1200.

Cet hôpital a été fondé grâce à l'initiative de M. *Vancauwenberghe* et du Conseil d'administration du sanatorium de Saint-Pol-sur-Mer (cf. p. 28), sur une plage voisine de Saint-Pol et située entre Dunkerque et la frontière belge. L'emplacement en a été définitivement choisi à la suite d'un rapport de M. l'inspecteur général *Napias* et M. *Vancauwenberghe* y a acheté un domaine de 80 hectares s'étendant le long de la mer sur près d'un kilomètre.

L'hôpital de Zuydcoote comprendra 1200 lits. Bien qu'il ne soit pas encore en fonctionnement, nous en donnerons une courte description empruntée à l'article que lui a consacré son fondateur même, M. Vancauwenberghe, parce que l'achèvement en est presque complètement terminé et en permettra vraisemblablement l'ouverture très prochaine.

... En bordure de la mer sont placées les infirmeries, ou pour mieux dire l'hôpital du sanatorium, et comme il faut le répartir par sexes, dans chaque sexe par âges, puis par catégories de malades, cet hôpital a été aménagé en 10 pavillons parallèles, de 20 lits chacun, orientés du Nord au Sud, avec leurs fenêtres à l'est et à l'ouest, séparés par des intervalles de 20 mètres. Ces petits pavillons sont les dortoirs des infirmeries : chacun d'eux se suffit à lui-même, avec ses lavabos, water-closets, tisaneries, etc., et tous viennent déboucher, par des galeries vitrées, dans un grand bâtiment orienté de l'Est à l'Ouest, parallèle à la

(1) D'après des documents dus à l'obligeance de MM. Vancauwenberghe et A. Vallet.

mer et divisé en autant de sections qu'il y a de dortoirs, de telle sorte que les enfants alités pourront quitter leurs dortoirs dans la journée pour être installés dans ces galeries d'aération sur des chaises longues, lits de repos, etc., front à la mer dont ils recevront directement les effluves. Cette création de galeries d'aération pour le jour, indépendantes des salles de nuit, a été inspirée par l'organisation de l'hôpital maritime de Middelkerque (Belgique).

Cette disposition d'ensemble est complétée par les installations accessoires de l'hôpital ; bains, électricité, massage, douches et par 2 salles d'opérations (suppurants et non suppurants) établies en saillie sur le front de mer. Sauf les services généraux de l'administration centrale, toutes les constructions seront à rez-de-chaussée et affecteront la forme type ogivale.

L'hôpital maritime étant ainsi aménagé, il fallait donner aux enfants non alités, aux quasi-valides, le régime spécial qui leur convient. Ils sont bien reçus dans l'intérieur du sanatorium pour y manger et y dormir, mais leur existence est sur la grève, du matin au soir. Aussi, dans le sanatorium leur est-il fait la part rudimentaire d'un couvert à la table commune et d'un lit. Entre ces deux termes l'idéal serait qu'on ne les vît jamais circuler dans l'enceinte, leur place est au dehors, à la mer, et, comme cette existence indépendante serait vite exclusive de la discipline que doivent observer des enfants vivant en agglomération, la difficulté a été résolue par cette fiction de les considérer au sanatorium comme à l'école, école spéciale, de nature particulière, école sanitaire, pourrait-on dire, mais école tout de même, et tant pour tenir la discipline que pour entretenir l'instruction de ceux qui savent et former celle de ceux qui ne savent pas, cette fiction a été, grâce à la bienveillance des pouvoirs publics, transformée en une réalité : c'est bien un instituteur public, rétribué par l'État, c'est bien une institutrice avec tous ses diplômes qui prennent la tête, avec les adjoints et adjointes nécessaires, et des garçons quasi-valides et des filles quasi-valides, dans les deux sections nettement séparées où ils sont cantonnés dans le projet d'ensemble. Instituteur et institutrice logent au sanatorium qui leur fait des avantages complémentaires du traitement de l'État et en échange desquels ils ne quittent pas leurs élèves qu'ils surveillent sans discontinuer, s'occupant ainsi et du physique et du moral de leur existence. Évidemment, ils ne leur font pas la classe comme à l'ordinaire : les leçons sont courtes et les récréations presque ininterrompues. Au surplus, la classe ne doit pas se faire rigoureusement en endroit clos. Rien n'empêche l'instituteur, qui ne s'en prive pas, de profiter des promenades avec les pensionnaires pour leur faire des leçons de choses.

Mais il faut compter avec les jours de mauvais temps. Il a donc fallu songer à cette éventualité fréquente et, pour y parer sans encombrer le sanatorium, il a été accolé à son enceinte deux sections latérales où instituteur et institutrice trouveront tout le complément nécessaire aux moyens naturels des jeux et de la promenade à l'air libre. Dans ces enclos sont prévus, pour les cas de temps douteux, deux grands abris couverts où les enfants ne seront protégés que de la pluie.

Pour les plus mauvais jours sont prévues enfin des salles couvertes et closes placées parallèlement à la plage, pour que les enfants quasi-valides puissent y trouver presque l'intégrité de leur séjour habituel sur la grève, c'est-à-dire la vue de la mer et l'air marin, qu'il est possible de leur tamiser à volonté par les parties ouvrantes de cette grande salle exposée au Nord d'un côté, au Sud de l'autre, pour qu'air marin et rayons de soleil puissent successivement ou parallèlement y pénétrer.

Ainsi donc, ou les enfants seront dans ces enclos aménagés comme écoles sanitaires, ou bien ils seront sur la plage, toujours sous la conduite morale et pédagogique de leurs maîtres — ou bien ils seront dans la section du centre, pour y prendre leurs repas et dormir : ils n'y feront pas autre chose.

La cuisine centrale devra donc pourvoir tant à leur

nourriture qu'à celle des alités permanents. Aussi est-elle placée à proximité des réfectoires des quasi-valides, qu'elle dessert directement, et non loin des dortoirs et salles de jour de l'hôpital.

Le sanatorium lave lui-même son linge; il possède une étuve à désinfection; il fabrique sa bière et son pain, etc.

Au premier plan, en arrivant du Sud, se trouvera le Pavillon d'Administration centrale, où seront groupés les services généraux, la cuisine, les réfectoires, le logement du personnel, la lingerie, l'habitation de l'économe, la salle du Conseil d'Administration, deux parloirs (garçons et filles) pouvant être réunis en une grande salle de fêtes au rez-de-chaussée, etc., etc.

A droite de la grille d'entrée et un peu en retrait, sera établi le logement du Directeur, en pavillon isolé. Vis-à-vis se trouvera la chapelle.

Immédiatement à gauche de l'entrée principale se trouvera le logement du concierge, et de l'autre côté nous installerons parallèlement le pavillon de réception des malades, où, sans les laisser pénétrer plus avant dans l'enceinte, le médecin les examinera, éliminant ceux qui auraient quelque tare contagieuse, faisant passer les autres dans une pièce contiguë, où il sera procédé à leur toilette, où ils pourront prendre un bain de propreté et où se fera l'échange de leurs vêtements d'arrivée contre l'uniforme de la maison, approprié au climat maritime.

En dehors de tout ce qui précède, mais dans la même enceinte du sanatorium, seront placées au Sud, c'est-à-dire sans influence sur les autres salles, puisque le vent dominant vient du Nord-Ouest, les salles d'isolement et d'observation pour les maladies qui, momentanément, ne relèvent pas du traitement marin et qu'il faut prévoir complémentairement dans toute agglomération d'enfants; le tout par petits pavillons se suffisant à eux-mêmes, avec logement d'infirmière, petite cuisine et tisanerie, à droite pour les filles, et à gauche pour les garçons.

Des réservoirs d'eau douce et d'eau de mer seront établis à hauteur convenable pour surplomber l'ensemble des constructions, une canalisation fixe d'incendie enserrera, sous terre, tous les pavillons; enfin, les eaux-vannes et usagées seront reprises par un réseau d'égouts, qui viendra déboucher dans la ferme du Sanatorium (exploitation maraîchère projetée où l'on a l'intention de faire passer ceux des malades qui auraient quelque velléité d'échanger leur existence enfermée dans les mines, usines et manufactures du Nord, contre la vie au grand air des travailleurs des champs).

CHAPITRE II

SANATORIUMS MARINS TEMPORAIRES

Nous réunissons sous ce titre divers établissements qui, fonctionnant comme des sanatoriums maritimes populaires, ne restent ouverts qu'une partie de l'année et sont par là en quelque sorte intermédiaires entre les sanatoriums marins populaires proprement dits et les colonies de vacances.

ARCACHON (GIRONDE)

Sanatorium de Moulleau

Nombre de lits : 60.

Fondé en 1882, et définitivement institué en 1889, ce sanatorium dépend de la maison de santé protestante de Bordeaux et est entretenu par les membres bienfaiteurs de cette Œuvre.

Par suite de l'insuffisance de ses ressources, il n'est ouvert qu'en juillet, août et septembre, fonctionnant comme colonie de convalescence et recevant par séries, pendant l'été, 20 enfants de Bordeaux qui viennent passer 25 jours à la mer. Il reçoit ainsi, par été, une moyenne de 160 à 200 enfants, représentant de 4.000 à 5.000 journées.

Le prix de revient, par jour et par enfant, est de 0 fr. 90 environ.

Le séjour est gratuit et les enfants sont reçus jusqu'à 15 ans.

L'admission, le séjour, etc., dépendent du Comité d'administration de la Maison de santé protestante de Bordeaux.

CANNES (ALPES-MARITIMES)

Asile Dollfus (1).

Nombre de lits : 50.

Ouvert du 10 octobre au 30 juin. Reçoit des enfants scrofuleux ou rachitiques, les garçons de 3 à 13 ans, les filles de 3 à 15 ans.

Fondé en 1881 par M. Jean Dollfus, qui recevait d'abord dans une petite villa (villa Aletti) louée par lui, quelques enfants scrofuleux de diverses nationalités pendant l'hiver, puis s'associa à partir de 1885 avec le Comité génevois de l'Œuvre des bains de mer pour créer à Cannes un véritable hôpital maritime qui fut installé dans l'ancien hôtel Brougham (square Brougham) aménagé à cet effet.

Les excellents résultats obtenus ont engagé le Comité génevois à donner une extension croissante à cet établissement, auquel il envoie maintenant tous les ans de 30 à 40 enfants suisses et français pour la majeure partie.

La statistique de la saison 1900-1901 donnait 33,3 pour 100 de guéris, 50 pour 100 de très améliorés et 16,7 pour 100 de simplement améliorés ou de stationnaires.

Médecins : MM. les Drs *Bourcart*, *Revillet*, *Vernet*.

(1) Consultez : D'Espine, Rapport médical de l'Œuvre du Comité génevois des bains de mer. *Revue méd. de la Suisse romande* et les Rapports annuels publiés par l'Œuvre.

CETTE (ALPES-MARITIMES)

A. Maison Krüger.

Fondé par Mlle C. Hinsch en 1847, fut en somme le premier sanatorium maritime créé en France.

Est destiné à donner pendant l'été des bains de mer aux enfants protestants pauvres de la région.

Depuis sa fondation cet établissement a reçu 16928 baigneurs.

B. Lazaret de l'hôpital Saint-Charles.

Ouvert de juin à octobre et dépend de la ville de Cette.

Reçoit chaque été 800 enfants.

C. Le nouveau Lazaret.

Fondé en 1864 par l'Église réformée de Cette, il se compose d'une série de baraques isolées situées à proximité de la mer, dans une position très favorable.

Cet établissement reçoit en moyenne 400 à 500 baigneurs, enfants et adultes, presque tous du midi de la France (quelques-uns, Génevois), distribués en trois saisons : la première, du 25 juin au 15 juillet; la deuxième, du 15 juillet au 5 août, et la troisième, du 5 au 26 août.

S'adresser pour l'admission et les renseignements au Comité protestant de Cette.

FOURAS (CHARENTE-INFÉRIEURE)

Sanatorium de Fouras.

Nombre de lits : 25.

Fondé en 1891 par le Dr Ardouin, ce sanatorium pour colonies de vacances reçoit, de juin à septembre, alternativement pendant 1 mois, 23 filles, puis 23 garçons, soit en tout 92 enfants du département.

L'établissement appartient à une société civile. Il y a deux étages.

Les frais de séjour reviennent à environ 0 fr. 80 par jour et par enfant. Le voyage et le costume des enfants sont payés par l'Œuvre.

Les admissions se font sous le contrôle du médecin de l'Œuvre : M. le Dr *Ardouin*.

La surveillance est assurée, à Fouras, par la directrice, Mme Marchairi.

HYÈRES (VAR)

Sanatorium Alice Fagniez.

Nombre de lits : 34.

Le sanatorium Alice-Fagniez, fondé en 1895, est situé dans une vallée du territoire d'Hyères, à un quart d'heure de la ville, sur l'ancienne route de Toulon.

Les malades y respirent l'air marin fortement mitigé par les émanations résineuses. Complètement isolé, soit par les chemins, soit par un ravin, son jardin l'entoure.

On n'y envoie que des enfants et des jeunes filles à tuberculose débutante.

Ce sanatorium abrite 34 malades. Un projet de nouvelles constructions portera le chiffre des lits à 50.

Il est ouvert du mois d'octobre au mois de juillet.

Les malades y sont reçues à l'une des trois conditions suivantes :

1° Être présentées par un bienfaiteur de l'Œuvre ayant une fondation ou une part de fondation; 2° obtenir une des places gratuites dont l'Œuvre dispose; 3° payer une pension dont le chiffre se traite de gré à gré, mais qui ne peut excéder 2 fr. 50 pour les fillettes de moins de 12 ans et 3 fr. pour les âges au-dessus.

LE PRADET (ALPES-MARITIMES)

Station des cures marines du Pradet.

Nombre de lits : 12.

Fondé en 1905, à la suite du don à l'Œuvre de Villepinte (cf : Œuvres) du domaine du Pradet par une généreuse anonyme, ce sanatorium marin temporaire, situé au milieu des bois, au bord de la Méditerranée, à proximité de la station de La Garde (P.-L.-M.), est ouvert de juin à octobre. Le prix de journée y est de 2 fr. 50 pour les enfants de moins de 12 ans, de 3 francs pour les âges au-dessus.

D'importants agrandissements sont projetés.

Médecin en chef : M. le Dr *Vidal* , d'Hyères.

CHAPITRE III

SANATORIUMS MARINS PAYANTS

BERCK-SUR-MER (PAS-DE-CALAIS)

Cottage des Dunes (M. et Mme Vaudry).
Chalet de la Digue (Mme Ammann).
Clinique du Dr Pierre.
Chalet Naïda (Mlle Brousmiche).
Institut orthopédique Saint-François-de-Sales (Dr *Calot*).
Villa Normande (M. et Mme Chéronnet).
Maison Notre-Dame.
Maison de Mlle Pelletier.
Villa Saint-Piat (M. et Mme Macaire).
Villa de la Santé.
Maison de Famille G. Tonnelé.
Et *nombre de maisons plus modestes.*

Toutes ces maisons prennent les enfants seuls ou accompagnés ; les prix varient entre 5 et 10 francs par jour pour les grandes personnes; le prix moyen est de 6 ou 7 francs ; pour les enfants, la pension est de 90, 100, 120, 150 francs par mois, suivant les maisons, l'âge des enfants, leur genre de maladie, et suivant qu'ils habitent en dortoir ou en chambre particulière.

LA BAULE-ESCOUBLAC (LOIRE-INFÉRIEURE)

Institut Verneuil [1].

Nombre de lits : 60.

Reçoit, à partir de l'âge de 3 ans, les enfants des deux sexes menacés de tuberculose.

Prix de pension : 10 francs par jour.

MALO-LES-BAINS (NORD)

Sanatorium de Malo.

Nombre de lits : 80.

Dirigé par les religieuses de la Sagesse. Prix de 3 à 8 francs par jour selon l'âge.

Médecin : Dr *Flouquet*.

Directeur : M. *Vilette*.

ROYAN (CHARENTE-INFÉRIEURE)

Nombre de lits : 25.

Ouvert seulement en été. Reçoit les enfants maladifs (des deux sexes) du département.

Prix de pension : 65 francs par mois.

[1] N'existerait plus, d'après les derniers renseignements qui nous sont parvenus.

CHAPITRE IV

COLONIES DE VACANCES

« Parmi les armes préventives contre la tuberculose, les colonies rurales doivent être proclamées les meilleures pour remettre sur le chemin de la santé les enfants fatigués, délicats ou menacés ». Prof. LANDOUZY.

LES COLONIES DE VACANCES [1]

Ce fut le pasteur Bion, de Zurich, qui, le premier, mit en pratique en 1876 l'idée des colonies de vacances pour écoliers pauvres.

Son œuvre fut bientôt imitée dans diverses villes de Suisse, d'Allemagne, puis peu après dans l'Europe entière et les résultats obtenus furent excellents.

A Paris, furent d'abord organisés des voyages de vacances pour les élèves les plus méritants, puis les colonies de vacances ne tardèrent pas à remplacer ces voyages.

La première des colonies de vacances fondée à Paris est due à l'initiative privée : en 1881, le pasteur et Mme Lor-

(1) Nous avons fait dans cette notice de larges emprunts au travail de M. A. Delpy, « Œuvre des colonies de vacances, Masson, 1903 », aux articles de M. A. M. Charley (*Écho de Paris*, 1er et 8 septembre 1905, et au *Paris charitable et prévoyant*, Placet Murret, 1904.

riaux établissaient en faveur des enfants des écoles âgés de 6 à 13 ans l'Œuvre des « trois semaines ».

De nombreuses Œuvres similaires s'organisèrent bientôt. Elles étaient dues, soit à l'initiative privée, soit à l'action administrative. Dès 1883, Mme d'Eichtal recueillait 20 enfants dans une de ses fermes du Loiret.

En 1883, sur les instances de M. Cottinet, le IXe arrondissement envoyait dans la Haute-Marne, sur les fonds de la caisse des écoles, une colonie de 18 enfants. Les résultats furent excellents, le mouvement était donné et en 1884 la Caisse des Écoles du IXe arrondissement envoyait 100 enfants dans le Jura et les Vosges et cette mesure fut bientôt étendue à tous les arrondissements.

Le Conseil municipal, ayant autorisé les Caisses des Écoles à organiser des colonies de vacances avec les fonds qu'il leur attribuait en 1887-1888-1889-1900, tous les arrondissements créèrent des colonies de vacances pour les garçons et les filles.

En 1893, le Conseil municipal réglementait le fonctionnement général des colonies scolaires, en laissant aux Comités des Caisses des Écoles toute initiative pour l'organisation, l'installation et l'entretien de ces colonies.

Celles-ci sont le plus souvent établies dans des villas, ou des pensions louées ou achetées par l'arrondissement. C'est le système de la colonie en pension.

Quelques arrondissements possèdent des colonies permanentes qui leur permettent d'envoyer les enfants hors Paris avant les mois de vacances.

Les colons sont choisis d'après la situation sociale des parents et après examen médical.

Le séjour des enfants à la campagne revient environ à 3 francs par jour. Les Œuvres fournissent avant le départ, soit un trousseau complet, soit des chapeaux et des chaussures.

Environ 6000 enfants des écoles de Paris profitent chaque année de ces institutions, pour lesquelles la Ville distribue 200000 francs.

Le tableau suivant, extrait du récent travail de M. *E.*

Plantet, montre bien l'importance sans cesse croissante des colonies de vacances de la région parisienne.

ANNÉES	NOMBRE DES COLONS	DÉPENSE TOTALE	SUBVENTIONS DE LA VILLE	PRIX DE REVIENT	
				PAR ÉLÈVE	PAR JOUR
1890.....	1.088	101.900	55.000	87.07	3.83
1891.....	1.406	124.280	80.000	83.24	3.78
1892.....	2.189	165.750	80.000	80.45	3.50
1893.....	2.608	196.200	80.000	79.32	3.21
1894.....	3.473	230.000	150.000	69.36	3.30
1895.....	3.434	218.000	156.000	66.65	3.17
1896.....	4.347	263.900	200.000	63.89	3.04
1897.....	4.461	271.700	200.000	64.19	3.05
1898.....	4.348	275.500	200.000	64.36	3.01
1899.....	4.556	286.900	200.000	62.97	3.
1900.....	4.831	305.000	210.000	61.05	3.04
1901.....	4.896	280.000	200.000	57.15	2.85
1902.....	5.866	316.900	200.000	54.01	2.91
1903.....	5.286	299.937	203.000	63.	3.
1904.....	5.454	364.128	203.000	57.68	2.70

Pour permettre à un plus grand nombre d'enfants de faire partie des colonies de vacances, certaines écoles suppriment leur distribution solennelle des prix et affectent aux Œuvres de préservation les fonds jusqu'ici destinés à l'achat des livres et couronnes ; la commune de Villeneuve-Saint-Georges a donné tout récemment ce bon exemple.

Le XIIe arrondissement s'est efforcé de procurer aux enfants qui n'ont pu faire partie, pour une raison ou une autre, des colonies scolaires, des journées de grand air et d'exercices. C'est ainsi que dans le bois de Vincennes, près de la porte Dorée, une vaste pelouse a été réservée aux jeux et aux ébats des écoliers du XIIe arrondissement.

Chaque jour, pendant les mois de vacances, ceux-ci sont amenés sur ces terrains de jeux, et évitent ainsi l'air impur des faubourgs surpeuplés.

La charité privée a de son côté, à Paris et en province, multiplié les colonies de vacances; chaque année, un plus grand nombre d'enfants sont envoyés à la mer, à la montagne, à la campagne. Certaines Œuvres ont choisi le système de la colonie en pension, d'autres placent les enfants chez des particuliers, de préférence chez des fermiers et des agriculteurs.

Environ 3000 enfants sont chaque été assistés par les *œuvres privées* de Paris.

Un certain nombre de dispensaires (parmi lesquels celui du Dr Boureille, cf. : Œuvre de l'air pur, L. III) ont créé, à côté de leurs consultations et des autres éléments sur lesquels ils s'appuient pour lutter contre la tuberculose, des colonies et des demi-colonies de vacances (séjour des enfants à la campagne les jours de congé).

Enfin l'Union familiale (siège social, 172, rue de Charonne) a créé, dans le XIe arrondissement, au coin de la rue Gerbier et de la rue de la Folie-Regnault, des jardins et cours de jeux, dans lesquels, en toute saison, les jours de vacances et en sortant de l'école, les enfants peuvent, en toute liberté, jouer et cultiver leur petit lopin de terre, et fuir ainsi les places et les squares, où les enfants sont « tellement serrés et rapprochés, que les risques de contagion, s'il existe une épidémie, sont presque aussi grands que dans un local fermé ». (Eug. Hénard.)

La Société des jardins ouvriers de Paris et de la banlieue est actuellement en instances pour un terrain situé à la Roquette et qui, n'étant pas cultivable en totalité, pourra servir de parc d'enfants.

1° PARIS

A. Colonies de vacances des Caisses des écoles municipales de Paris.

(ANNÉE 1902).

ARRONDISSEMENT.	NOMBRE D'ENFANTS.	NOMBRE DE JOURNÉES.	COLONIES.
Ier.	93	1 953	Morteau. Coudeville.
IIe.	118	2 478	Château-Chinon.
IIIe	220	4 630	Vert-le-Grand.
IVe	175	3 675	Saint-Servant. Vert.
Ve.	293	6 135	Vert. Nemours.
VIe	112	2 252	Morteau. Sables-d'Olonne.
VIIe.	121	2 541	Saint-Germain-en-Laye.
VIIIe	112	2 352	Condé-sur-Noireau. Flers.
IXe	140	4 200	Toucy. Vert.
Xe.	348	7 308	Chatillon-sur-Seine.
XIe	1001	21 021	Maudres-sur-Vaire.
XIIe.	328	6 888	Fontainebleau.
XIIIe	270	5 670	Boulogne-sur-Mer. Audincourt. Sables-d'Olonne. Toucy.
XIVe	200	4 200	Tréport-Mers. Berck.
XVe.	243	3 103	Vert. Saint-Fargeau,
XVIe	115	2 415	Audincourt. Vermondois.
XVIIe.	416	8 320	Montlhéry (Seine-et-Oise). Fécamp.
XVIIIe.	372	7 812	Luzancy.
XIXe	365	7 665	Malesherbes. Villers-Cotteret. Sables-d'Olonne.
XXe.	287	6 027	Rueil. Monthléry.

Les enfants au-dessous de dix ans ne sont pas admis dans les colonies scolaires.

B. Colonies de vacances privées.

Pour l'enfant.

Secrétaire général : Dr *Marie*, 209, boulevard Saint-Germain.

Œuvre de préservation contre la tuberculose par l'assistance familiale des enfants à la montagne, à la mer, à la campagne.

Envoie gratuitement à la campagne ou à la mer, du 1er juin au 1er octobre pour deux, trois, quatre mois, des enfants de familles pauvres atteints de débilité congénitale ou acquise, et prédisposés à la tuberculose.

Pour l'admission, les parents doivent adresser une demande au secrétaire général.

Le Raincy.	40 enfants.
Villejuif.	
Vaires. Mont-Saint-Michel. . .	

Colonies de vacances de la Ligue fraternelle des enfants de France.

Siège : 50, *rue Saint-André-des-Arts.*

La Ligue, qui comprend environ 15000 membres recrutés dans les principales villes de France, créa en 1902 cinq colonies de vacances qui reçurent pendant un mois 105 enfants des deux sexes.

En 1903, le nombre des colons fut de 260, répartis entre 7 colonies.

En 1904, les colons étaient au nombre de 300 pour Paris et la province.

En 1905, les principaux centres de colonie au nombre

de 6, tant au bord de la mer, qu'à la campagne et à la montagne furent :

Pontarlier.

Rolleville (Seine-Inférieure).

Wimereux (Pas-de-Calais).

Jonzac.

Niort.

Pornic.

Les enfants sont placés, soit dans des familles honorables, moyennant une pension de 18 à 22 francs par mois, soit collectivement, sous la surveillance de membres de la ligue habitant la région, dans de vastes maisons non occupées pendant les mois d'été. La ligue a été reconnue d'utilité publique par décret en date du 23 mars 1898.

COMITÉ GÉNÉRAL.

Présidente : Mme Félix Faure-Georges Goyau ; *vice-présidente* : Mlle Apolline de Gourlet; *vice-président* : M. Charles Maingon, *avocat à la Cour d'appel* ; *secrétaire général* : M. Raymond Charpentier ; *trésorière* : Mlle Marthe Rheims ; *trésorière adjointe* : Mlle Gabrielle Ménetrez ; *secrétaire général adjoint* : M. Paul Gemahling, *secrétaire du Patronage de l'enfance.*

Œuvre des colonies de vacances.

Directrice : Mlle *Alice Delassaux*, 2, rue Gaillard (Paris).

Fondée en 1882 par Mme *Louis d'Eichtal* et Mme *de Pressensé*, l'œuvre des colonies de vacances a pour but d'envoyer à la campagne pendant les mois de juillet, août, septembre, de petits Parisiens pauvres.

L'œuvre envoyait en 1882, 20 enfants, garçons et filles, dans le Loiret, aux Bézards, ferme généreusement prêtée par Mme d'Eichtal.

En 1883, le nombre des colons reçus aux Bézards était de 38; en 1884, de 50; mais le chiffre des colons augmentant chaque année, des paysannes furent choisies dans les villages et les hameaux voisins pour recevoir des enfants durant 1, 2 ou 3 mois :

93	enfants passèrent l'été à la campagne . .	En 1887
468	— — . .	1895
673	— — . .	1896

En 1897, l'œuvre fondait de nouvelles colonies à Nogent-sur-Vernisson (Loiret), et à Chatillon-sur-Loire (Loiret).

En 1898, une station au bord de la mer était créée dans la Somme, à Onival-sur-Mer (10 lits); en 1901, cette station était tranférée à Coutainville-Plage (Manche) (16 lits).

Depuis, l'œuvre a envoyé à la campagne ou à la mer :

1247	enfants		En 1901
1387	avec une totalité de mois de séjour	de 1870.	En 1902
1579	— —	de 2154.	1903
1995	— —	de 2662.	1904
2320	— —	de 3102.	1905

Pour cette dernière année, les colons étaient ainsi répartis (1) :

Les Bézard-Laugesse.	1272
Châtillon-sur-Loire-Oussou	331
Nogent-sur-Vernisson.	529
Coutainville (Manche).	89
Huppy (Somme)	30
Champroux (Allier).	30
Familles ou œuvres diverses	39
	2520

L'œuvre des colonies scolaires commence ses premiers envois d'enfants dans ses diverses colonies en mai; mais parfois, suivant les demandes, des départs de colons ont lieu dans le courant de l'année.

Certains enfants passent même l'hiver à la campagne. C'est ainsi qu'en 1904, 15 enfants ont passé l'hiver dans

(1) Documents communiqués par Mlle A. Delassaux.

le Loiret; ce nombre s'est élevé en 1905 à 24, avec la répartition suivante (1) :

Aux Bézards	16
Châtillon	4
Nogent	4

Le budget de l'œuvre qui atteignait pour l'année 1902 près de 84 000 francs, s'est élevé pour 1904 à 105 568 fr. 45, et pour 1905, à près de 125 000 francs.

Le Comité de patronage des colonies de vacances se compose de :

Présidente d'honneur : Mme J. Siegfried, 226, boulevard Saint-Germain.

Présidente : Mme Frank-Puaux, 11, avenue de l'Observatoire.

Membres : Mlle A. d'Eichtal, Mmes W. d'Eichtal, Ch. Levesque, G. Mirabaud, G. Odier, A. Pernolet, J.-Ch. Roux, Th. Suriou, Mlle M. Stachling, MM. S. Bardac, Dussauze, R. Kœchlin, P. Naville, A. Ott.

Directrice trésorière : Mlle Delassaux.

Depuis 1891, des enfants fréquentant les écoles communales de Clichy sont, aux frais de la Caisse des écoles, confiés chaque année à l'œuvre (en 1900, 87 enfants). Le dispensaire antituberculeux des VIIIe et XVIIe arrondissements envoie aussi aux Bézards des enfants non tuberculeux, mais nés de parents soignés au dispensaire (60 enfants pour 1905).

Conditions d'admission.

L'œuvre admet les enfants sans aucune distinction de religion.

L'âge pour l'admission peut varier de 5 à 15 ans.

Le séjour est de un, deux ou trois mois.

Le prix du séjour est de 35 francs par mois, voyage compris. (Frais médicaux à la charge des familles ou des protecteurs.)

(1) Mlle A. Delassaux.

Les demandes d'admission doivent être adressées, à partir de mai, à la directrice trésorière de l'œuvre, Mlle Delassaux, 2, cité Gaillard, rue Blanche, Paris, qui les soumet à l'approbation du comité. Mlle Delassaux envoie alors aux parents ou aux protecteurs une feuille qu'ils doivent remplir, signer et lui renvoyer, ainsi qu'un certificat médical constatant que l'enfant n'est atteint d'aucune maladie contagieuse de la peau et du cuir chevelu.

Les feuilles doivent être renvoyées à Mlle Delassaux 15 jours au plus tard avant le départ de chaque escouade; passé ce délai, le voyage de l'enfant est remis avec celui de l'escouade suivante.

Mlle Delassaux, directrice trésorière, 2, cité Gaillard, reçoit chez elle les parents et les enfants, le jeudi après midi, de 2 heures à 5 heures; et les dames protectrices, le mercredi après midi, aux mêmes heures, pendant les mois de mai, juin, juillet et août.

Œuvre des colonies scolaires de vacances[1].

6, *rue de Louvois* (Paris).

Fondée en 1903, sous la présidence d'honneur de M. le ministre de l'instruction publique, et ayant comme président : M. *Louis Legoy*, homme de lettres, cette œuvre a pour but de lutter contre les maladies infantiles, et *surtout contre la tuberculose*, en envoyant chaque année pendant trois semaines, au grand air, le plus grand nombre possible d'enfants des écoles âgés de 10 à 15 ans, et en aidant à ce sujet les petits commerçants, fonctionnaires, employés et ouvriers qui ne peuvent, faute de temps ou de ressources, conduire eux-mêmes leurs enfants en vacances,

(1) D'après des documents qui nous ont été communiqués par M. Louis Legoy.

ce, moyennant une rétribution minime : 25 ou 50 francs, suivant les cas. Elle admet aussi des enfants gratuitement, mais à titre exceptionnel.

C'est une institution d'un caractère absolument neutre.

C'est son comité médical, présidé par le Dr *Julien Noir*, qui opère la sélection des enfants et les envoie, selon leur état de santé, à la *campagne*, à la *mer* ou à la *montagne*.

Le prix de revient d'un enfant est de 66 fr. 65 pour 21 jours, soit 3 fr. 15 par tête et par jour, tout compris (voyage, logement, nourriture, *assurance contre les accidents*, excursions, instituteur et institutrice, récompenses, secours, etc.).

En 1904, l'œuvre a admis 57 enfants répartis en 3 colonies.

En 1905, il a été admis 150 enfants qui ont été répartis dans les 5 colonies de : *Audincourt* (Doubs), *Châteauneuf* (Eure-et-Loir), *Villers-sur-Mer*, *les Sables-d'Olonne* et *Vic-sur-Aisne*. Le budget a été de 12000 francs environ.

Des enfants sont confiés à l'Œuvre par plusieurs localités extra-parisiennes, entre autres : Montreuil, Issy, Vanves, etc. L'Œuvre, qui a des délégués à Paris, dans la banlieue, en province et aussi à l'étranger, reçoit des subventions des ministères de l'Instruction publique et de l'Intérieur ; du Conseil général de la Seine, de la Ligue française de l'enseignement, de MM. de Rothschild frères ; de la Chambre des avoués, etc.

Inscription et admission des enfants. — Les parents, désireux d'envoyer leurs enfants en colonie, doivent en faire la demande par écrit (sur formule à réclamer au siège social) du 1er mars au 30 juin inclus.

L'enfant à admettre doit remplir les conditions suivantes ;

1° Être âgé de 10 ans au moins et de 15 ans au plus.

2° Être accepté par le Comité médical, qui a mission d'éliminer les enfants atteints d'infirmités empêchant de suivre le régime commun, de maladie contagieuse ou de toute autre maladie nécessitant des soins spéciaux, impossibles à donner en colonies.

CONSEIL D'ADMINISTRATION

Président : M. Legoy; *vice-présidents* : MM. Toussaint et Jouanneteau; *secrétaire général* : M. Prignon; *secrétaire-adjoint* : M. Fintz; *trésorier général* : M. Doloy; *trésorier-adjoint* : M. Guion.

Œuvre de l'air pur.

Siège social, 132, *rue Cardinet.*

Cette œuvre, fondée le 31 octobre 1903, a pour but : 1° d'envoyer chaque année les enfants pauvres des deux sexes de Paris, à la campagne ou à la mer, pendant une période de 21 jours, à l'époque des vacances;

2° D'envoyer ces mêmes enfants chaque jeudi et dimanche dans les bois qui avoisinent Paris et de développer chez eux l'exercice des sports.

L'Œuvre a envoyé en 1905 14 enfants durant 3 semaines en colonies de vacances : 4 filles à Nemours (Seine-et-Marne), 10 garçons à Buchy (Seine-Inférieure), tous fils ou filles de tuberculeux.

Dès le printemps de 1906, l'œuvre enverra 2 fois par semaine à Meudon pour le XVe arrondissement, et au Bois de Boulogne pour les XVIe et XVIIe arrondissements, les enfants fils de tuberculeux et les enfants errants.

La dépense de ce chef est insignifiante et le service déjà organisé :

Président : Dr Boureille; *vice-présidents* : MM. Blondel et Porcherou; *secrétaire général* : M. Laurent; *secrétaire général adjoint* : M. Jolly; *trésorier* : M. Traublais.

Œuvre des trois semaines (1).

Fondée en 1881 par le pasteur et Mme *Lorriaux*, cette

(1) D'après des documents communiqués par Mme Lorriaux.

œuvre a pour but de soustraire pour 3 semaines au moins, des enfants (fillettes et garçons), délicats de santé, à l'atmosphère de Paris, pendant les longs jours d'été, de lutter contre l'influence néfaste des logements étroits et surpeuplés et de l'air impur des rues par l'air de la campagne et par les courses en pleins champs, d'apprendre enfin à ces enfants ce qu'est la vie champêtre.

En 1881 l'œuvre recevait.	3	enfants.
1883 —	70	—
1885 —	112	—
1889 —	319	—
1891 —	552	—
1892 —	640	—
1894 —	862	—
1896 —	1057	—
1898 —	1393	—
1900 —	1462	—
1902 —	1756	—
1904 —	1988	—
1905 —	2083	—

Les enfants confiés à l'œuvre en 1904 étaient répartis en 5 colonies :

Montjavoult (Oise).	1389	enfants.
Mauteuil-les-Meaux (Seine-et-Marne) .	141	—
Rebais (Seine-et-Marne)	260	—
Ver-sur-Mer (Calvados)	69	—
Courseulle-sur-Mer (Calvados)	129	—
	1988	

En 1881 les trois semaines dépensaient .	150 fr.
— 1889 — — .	48589 fr.

L'œuvre reçoit des enfants des deux sexes, de préférence, mais non exclusivement protestants, parfois accompagnés de leur mère ; en effet, en 1888, en présence de ces mères fatiguées et anémiées, entourées d'enfants malingres, trop jeunes peur être emmenés seuls à la campagne, l'œuvre a poussé une branche nouvelle, la branche-famille ; cette branche s'est développée rapidement ; elle n'a pour limites que le nombre des logements disponibles. En 1903,

179 mères de familles ont été emmenées avec leurs enfants à la campagne.

Frais de voyage et de séjour : à la campagne, 35 francs ; à la mer, 70 fr. (4 semaines).

Siège social, Mme Lorriaux, 51, rue Gide (Levallois-Perret. Seine).

Œuvre parisienne des colonies maternelles scolaires.

Fondée en 1898, par les institutrices des écoles maternelles de Paris, désireuses de faire profiter d'un séjour à la campagne les enfants des écoles maternelles trop jeunes pour être admis dans les colonies scolaires (limite d'âge de ces dernières, 10 ans).

L'œuvre reçoit les enfants gratuitement.

Colonie : Mandres (Seine-et-Oise).

Siège social : mairie du IVe arrondissement.

Président : M. Fabre.

Œuvre des vacances de l'Association des instituteurs pour l'éducation et le patronage de la jeunesse.

Fondée en 1880, par l'Association des instituteurs à l'instigation de M. J. Masson, a pour but d'organiser des colonies mi-payantes pour les enfants de familles peu aisées (ouvriers, employés, petits commerçants), qui désirent contribuer à une partie des frais de séjour. Les enfants sont choisis suivant leur ordre d'inscription sans distinction d'école ou de religion.

Colonies : Berck-sur-Mer, Domfront, Saint-Sauveur, Vire, Sables-d'Olonne, Thonon, Bléneau, Vert, près Mantes.

Pension pour 22 jours, 30 francs. La dépense totale s'élève par enfant à 80 francs. Les enfants au-dessous de 10 ans ne sont pas admis.

Siège social : mairie du XIe arrondissement.

Œuvre des saines vacances.

Fondée en 1899, par M. l'abbé *Sautol* et M. de *Lassuchette*, s'adresse de préférence aux garçons de 12 à 18 ans, enfants des patronages catholiques de Paris.

Colonie à Saint-Laurent-sur-Mer (Calvados).

Pension : 1 fr. 70 par jour.

Le voyage, de 15 francs, est généralement payé par l'œuvre.

Siège : 371, rue de Vaugirard, Paris.

Colonie enfantine scolaire du Val-Fleuri.

Fondée en 1898, par Mme *Fortier-Proeschel*, reçoit tous les enfants, parisiens ou provinciaux sans distinction de sexe, de nationalité, de religion, âgés de 6 à 10 ans.

Colonie à Meudon.

Pension : 30 francs par mois.

Siège : 28, rue Gambetta, Meudon (Seine-et-Oise).

La Maison maternelle.

Fondée en 1891, par Mme *Koppe*, recueille pendant 1 ou 3 mois les enfants dont les parents se trouvent momentanément dans la misère (garçons de 3 à 8 ans, filles de 3 à 12 ans).

Colonie à Authon-du-Perche (Eure).

Siège : 41, rue Fessart, Paris.

Œuvre israélite des séjours à la campagne.

Fondée en 1889, envoie à la campagne pendant les vacances des enfants pauvres des deux sexes, habitant Paris et sa banlieue.

Colonies : Château-d'Ymare, Pont-de-l'Arche (Eure).

Présidente : Mme Éphrussi; *Vice-présidente* : Mme Wallerstein; *Secrétaire* : Mme Dreyfous; *Trésorier* : M. Dreyfus.

Siège : 81, rue de Monceau.

Œuvre des pupilles de la Presse.

Fondée dans ces dernières années par le journal de ce nom, alimentée par les souscriptions de ses lecteurs, l'œuvre a organisé des colonies à Villers-sur-Mer, Bernières, Breuil-Bois-Robert, Moisson, Cerfroid, où durant l'été 1904, ont été reçus près de 300 enfants.

Siège : 12, rue du Croissant, Paris.

Les pupilles de l'Œuvre le « Sou de Mon journal ».

L'œuvre a pour but de réunir les ressources nécessaires pour envoyer à la mer ou à la campagne, pendant les mois d'été, les enfants d'une santé débile, trop pauvres pour connaître l'agrément des vacances passées en plein air.

Elle est alimentée par les souscriptions de ses petits lecteurs (enfants de 8 à 12 ans) qui prélèvent sur leur bourse 2 sous par mois, soit 1 fr. 20 pour toute l'année.

Le sou de *Mon journal* est affilié à l'œuvre des colonies de vacances.

Elle a envoyé en 1904 à la campagne ou à la mer pour 1 ou 2 mois 28 enfants. En 1905, 34 enfants des quartiers malsains et misérables de Paris ont été reçus.

S'adresser au directeur de *Mon journal*, 79, boulevard Saint-Germain.

Œuvre des colonies de vacances du Petit journal illustré de la jeunesse.

(alimentée par les souscriptions de ses jeunes lecteurs).

S'adresser au directeur du *Petit journal illustré de la jeunesse*, 61, rue La Fayette.

Œuvre des Comités de patronage des paroisses.

Colonies : Pen-Bron, Arcachon, Plouganon, Gien (Loiret), Avon (Seine-et-Marne), Fontainebleau, Coubron, Clamart, Trouville, Trégastel, Langeais, Mouy (Oise).

Œuvre des colonies de vacances de la rue de Charonne, 94.

Colonie des jeunes filles de Trégastel.

Fondée et dirigée par Mme *Alexandre Dumas d'Hauterive*. Ouverte pendant 1 mois du 15 juillet au 15 août ou du 15 août au 15 septembre.

La colonie cependant garde pendant 2 mois celles des petites pensionnaires dont l'état de santé l'exige.

L'œuvre fonctionne à l'aide de cotisations annuelles, et chaque année elle choisit à Trégastel ou aux environs la maison la plus appropriée au but auquel elle tend.

Colonie enfantine scolaire de Montfermeil.

Colonie à Franceville.

Œuvre des Parisiennettes.

Colonie à Sainte-Cécile, près Étaples.

Œuvre du grand air.

Colonies : Villepreux (Bretagne), Pellevoisin (Alpes).

Nature pour tous.

Colonies : Chatellaillon, Flogny, Sables-d'Olonne, Berck-sur-Mer.

2° PROVINCE

A. Colonies de vacances des caisses des écoles municipales.

Quelques grandes villes de province possèdent comme Paris des colonies de vacances créées et entretenues par les caisses des écoles.

Ce sont, entre autres : Amiens, Bordeaux, Dijon, Lille, Lyon, Marseille, Roubaix, Toulouse.

Colonies des vacances de Bordeaux.

Bordeaux envoie chaque année environ 800 enfants en colonies de vacances.

Les principaux centres de colonies dépendant des caisses des écoles sont :

A la mer : Arcachon-Soulac.

A la campagne : Montségur, où la fédération des Sociétés de patronage envoie annuellement 250 enfants.

Grayan (Bas-Médoc). colonie fondée par l'Union bordelaise de patronage et recevant chaque été 62 enfants.

Arcachon, où la municipalité possède un centre de colonie (150 enfants).

Enfin l'œuvre des colonies scolaires, fondée à Bordeaux, en 1888, par la Société de patronage Arlac-Solférino (Présidents : M. Davenne et Mme Laroche), a comme centres de colonies :

A la mer : Royan, où sont reçus 40 enfants; Cap-Breton, où sont reçus 15 enfants.

A la montagne : Eaux-Chaudes, où sont reçus 20 enfants.

La colonie de montagne a été créée en 1905.

L'œuvre ne reçoit que des enfants indigents fréquentant les écoles patronnées par la Société Arlac-Solférino.

La durée du séjour est de un mois.

Les frais (voyage et séjour compris) s'élèvent à 50 francs par tête. La nourriture seule revient à 1 franc par jour.

Les enfants sont reçus gratuitement.

LYON

Colonies scolaires de vacances, établissement du Serverin.

Fondée en 1895, cette Œuvre a déjà envoyé à la campagne au Serverin (Isère), pour une durée de 3 semaines, près de 4000 enfants, dont la sélection avait été faite par les médecins-inspecteurs des écoles.

Pour la seule année 1904, 1650 enfants ont été envoyés au Serverin en colonies.

Œuvre municipale lyonnaise des enfants à la montagne.

Siège social : Hôtel de ville de Lyon.

D'après Sersiron, le nombre des enfants reçus chaque année par les colonies des écoles municipales de province s'élève à 3512 répartis en 24 colonies.

B. Colonies de vacances privées.

Les colonies de vacances créées en province par la charité privée, sont chaque jour plus nombreuses et plus actives. Bien rares sont à l'heure actuelle les départements ne possédant point dans leurs préfectures ou leurs chefs-lieux d'arrondissement un semblable instrument de prophylaxie anti-tuberculeuse.

La carte dressée, à l'occasion du Congrès international de la tuberculose de 1905 par le professeur Landouzy et le docteur Sersiron n'indique pas moins de 82 colonies privées recevant en totalité chaque année 6100 enfants.

Nous y renvoyons les lecteurs désireux de trouver une liste complète des colonies provinciales et nous ne mentionnerons ici que les œuvres les plus importantes au point de vue du nombre des enfants assistés.

ANGERS

Œuvre angevine des colonies de vacances.

Fondée en 1901, cette Œuvre a envoyé en vacances en 1904, 237 enfants, dont 212 (122 garçons, 117 filles) à la campagne, aux environs d'Angers, et 25 (16 garçons, 9 filles) à la mer, à Préfailles. En 1905, 300 enfants ont été reçus, 255 à la campagne, 45 à la mer.

La durée du séjour est de un mois.

Le prix de pension par jour est de 0 fr. 75 à la campagne, et de 1 franc à la mer.

Les enfants envoyés à la mer étaient particulièrement délicats et présentaient souvent des ganglions, dont la disparition, ou tout au moins la diminution, a été constatée chez presque tous.

En moyenne, la taille a augmenté d'environ 1 cm. 60, le poids de 0 kil. 964, le périmètre thoracique de 3 centimètres.

BUREAU DE L'ŒUVRE

Présidente : Mme L. Jagot; *Vice-Présidente* : Mme Lemonnier; *Secrétaires* : Mlles Goblot, Faucon, Siégel; *Trésorière* : Mme Lecocq; *Secrétaire général* : M. Andra.

BAR-LE-DUC

Colonies scolaires de vacances créées par la Ligue Meusienne contre la tuberculose.

Chaque année 187 enfants de 8 à 13 ans, candidats à la tuberculose sont envoyés pendant 5 semaines dans les Vosges à Longemer, Retournemer, Xonrupt.

LYON

Les Comités catholiques envoient, chaque été, 438 enfants en colonie dans la Savoie, la Haute-Savoie, le Rhône, la Loire.

L'Œuvre du pasteur Laroche recueille dans la Haute-Loire et au Mont-Dore 200 enfants. Citons encore :

L'assistance fraternelle de l'enfance par la jeunesse.

Cette Œuvre place à la campagne chez des cultivateurs, isolés ou par deux, des enfants lyonnais.

MONTPELLIER

Œuvre des enfants à la montagne, à la mer de Montpellier.

Chaque année, 130 enfants de 6 à 12 ans sont envoyés pendant 6 semaines dans des fermes où ils partagent la vie des paysans ; 20 autres enfants passent le même temps au bord de la mer.

NANTES

250 enfants profitent chaque été des colonies de vacances créées par les Œuvres de Nantes.

NIMES

Nîmes envoie, chaque année, 300 enfants dans les colonies de la Haute-Loire et de l'Ardèche.

SAINT-ÉTIENNE

1° Œuvre des enfants à la montagne de la région Stéphanoise.

Cette Œuvre envoie dans la Haute-Loire, dans les stations de Montfaucon, Tence, Le Chambon, Devenet, Saint-Agrève, Les Vastres, Fontmourette, Le Mazet, Montbuzat, Araules, Freycenet, Saint-Jeures, etc., pendant six semaines, des enfants de la région Stéphanoise et des enfants d'autres régions qui lui sont confiés. Quelques enfants sont également envoyés à la mer, à la station du Grau-du-Roi.

Le nombre de ses protégés a été, en 1903, de 1428 enfants, qui représentaient 60385 journées, et en 1904 de 1738, représentant 78210 journées.

De cette Œuvre dépendent : 1° l' « Œuvre des mères et des bébés », qui reçoit dans une ferme, pendant la belle saison, des mères avec leurs jeunes bébés, pour une somme de 1 fr. 50 par jour pour la mère et l'enfant, quelquefois même gratuitement; 2° « six fermes-infirmeries »; 3° une maison qui reçoit, pendant la belle saison, et pour

45 jours, deux séries de 36 jeunes filles anémiques moyennant 1 fr. 25 par jour et quelquefois même gratuitement.

BUREAU DE L'ŒUVRE

Présidente : Mme la générale Bosc; *Président* : M. Fougerolle; *Secrétaire général* : M. Comte, pasteur, 40, rue Fontainebleau; *Secrétaires* : Mme Orgeas, Mlle Bosc; *Trésorier* : M. Bonniot; *Assesseurs* : Mme Brustlein, Mme Boudarel, Mme Passepont, Mme Simon, Mme May.

2° **L'Œuvre catholique** qui reçoit 150 enfants.

TOULOUSE

Colonies scolaires des petits Toulousains aux Pyrénées.

Cette Œuvre, fondée en 1900, envoie, chaque année, à la montagne plusieurs centaines d'enfants. L'Œuvre emploie de préférence le placement familial et répartit dans une douzaine de stations des vallées de la Haute-Garonne et du Salat ses jeunes colons.

Ces stations sont situées à des altitudes variant de 300 à 800 mètres. En 1904, 292 enfants ont été envoyés à la montagne.

De 1900 à 1904, 1 005 enfants ont profité de ces cures d'altitude.

Aucun enfant ne bénéficie d'un envoi à la montagne sans une participation aux frais de séjour, cette participation varie de 1 franc au minimum à 38 francs, taux de la dépense totale.

CHAPITRE V

CURES D'AIR

Nous faisons figurer dans ce livre, à la suite des colonies de vacances, quelques pages sur les cures d'air, bien qu'elles soient destinées tantôt aux adultes, tantôt aux enfants, tantôt aux familles entières.

Ces établissements n'étant point encore très nombreux, nous avons pensé qu'il y avait intérêt à les grouper dans un même chapitre sans tenir compte de l'âge des malades auxquels ils s'adressent.

I. PARIS

Œuvre des cures d'air préventives, fondée en 1903 par Mlle Chaptal, destinée à donner aux familles ouvrières de Paris des journées de grand air.

Les mères avec leurs enfants sont transportées en tramway dans les bois de Clamart; le départ a lieu le matin; le déjeuner, pris à Clamart, est fourni par un restaurateur des environs.

Siège : Mlle Chaptal, 19, avenue Victor-Hugo, Paris.

Cures d'air et de repos du Dispensaire Jouye Taniès.

Cf. : *Dispensaires*.

II. PROVINCE

Cure d'air rurale de Champigny-en-Beauce (Loir-et-Cher[1]).

La création d'une cure d'air rurale avec dispensaire, n'était pour Mmes Dessaignes, ses fondatrices (cf. Ligue de Loir-et-Cher, livre III) que l'achèvement d'une Œuvre humanitaire qui remonte à 1872; c'est à cette époque, en effet, que fut fondée par M. Dessaigues, ancien député de Loir-et-Cher, la cité d'ouvriers agricoles de Champigny.

L'immeuble dont vient d'être gratifiée la Ligue de Loir-et-Cher occupe un des angles de la cité ouvrière de Champigny, à l'orée d'une grande propriété boisée, d'une étendue d'un hectare; il est élevé sur un spacieux sous-sol, entouré d'un jardin planté de grands arbres; il est destiné à recevoir des enfants venant de tout le département, pendant la belle saison, d'avril à novembre. Il pourra contenir 20 lits qui seront occupés successivement par plusieurs enfants, la cure ne devant pas, suivant les prévisions, dépasser 2 mois.

Cette institution s'adresse plus particulièrement aux enfants de 8 à 14 ans, malingres et anémiques, mais non tuberculeux, l'air vif du plateau n'étant pas favorable aux tuberculeux et les ressources encore limitées de la Ligue ne permettant pas de dépenses trop élevées.

Cette Œuvre sera inaugurée dès qu'elle sera déclarée d'utilité publique, cette reconnaissance étant la formalité préalable exigée par les donatrices.

(1) *Lutte anti-tuberculeuse*, octobre 1905. Communication de M. le Dr Meusnier.

REIMS

Cure d'air du Dispensaire.
Cf. livre II.

NANTES

Cure d'air. Le Dispensaire contient une salle de cure d'air pouvant recevoir 40 malades (cf. livre II).

TOURS (INDRE-ET-LOIRE)

Cure d'air de Saint-Symphorien[1].

Ouverte en juillet 1904, cette cure d'air a été créée par la Ligue contre la Tuberculose, en Touraine, cf. livre III, qui a acheté, à cet effet, sur les hauteurs de Saint-Symphorien une propriété de 2700 m. de surface, exposée au Midi, close de murs, contenant sur sa face sud un bois de grands arbres.

La cure fonctionne pendant les 7 mois de la belle saison (du 1er avril au 1er novembre).

Des galeries d'aération permettent aux malades l'exposition à l'air par le mauvais temps; autrement, ils sont laissés dans le jardin ou dans le bois, étendus sur des chaises longues, ou en promenade.

Cette cure d'air est gardée par un gérant et sa femme; l'un chargé de la surveillance des malades et de l'entretien de l'immeuble, l'autre de faire la cuisine; ils sont logés à la cure d'air dans des locaux spéciaux. Les malades

(1) Dr Darde, « La cure d'air de Saint-Symphorien ». *Bulletin de la Ligue contre la Tuberculose en Touraine.*

arrivent à 8 heures du matin, déjeunent à midi : on leur sert un repas comportant une soupe, un plat de viande, un plat de légumes, un dessert; à 4 heures, collation, et à 7 heures du soir, ils rentrent dans leur famille.

En dehors des malades envoyés par la Ligue, la cure peut encore en recevoir d'autres désignés par des personnes charitables ou des sociétés d'assistance, moyennant une somme de 15 francs pour 15 jours.

La plupart des malades ont fréquenté la cure 6 à 7 semaines et cette moyenne est considérée par la Ligue comme suffisante pour obtenir des résultats très satisfaisants.

CHAPITRE VI

SANATORIUMS CLIMATÉRIQUES, MAISONS DE REPOS ET DE CONVALESCENCE, COLONIES AGRICOLES

Dans ce chapitre se trouvent réunies toutes les Œuvres qui permettent à l'enfant ou à l'adolescent de profiter pour un séjour de quelque durée des bienfaits de la campagne sous une surveillance appropriée à son état.

ARGELÈS (HAUTES-PYRÉNÉES

Asile d'Argelès.

Nombre de lits : 15.

Fondé par M. le Dr *Douillard*, en 1875, dans le but de recueillir les enfants pauvres nés de parents poitrinaires et menacés de le devenir. Jusqu'ici les filles seules ont été admises. On les reçoit de 5 à 12 ans, et on les garde jusqu'à 21 ans. Elles sont examinées à Paris, avant leur admission, par M. le Dr *Ferrand*, médecin des Hôpitaux, rue du Bac, 110. Les enfants passent l'*hiver* à *Argelès* et sont conduites l'*été* à *Cauterets* pour prendre les eaux. Outre l'instruction scolaire, elles s'occupent de travaux de jardinage. — La pension est de 300 francs par an et 160 francs d'entrée (*lit et trousseau*); mais, en présence d'un cas *particulièrement intéressant*, on reçoit une enfant *gratuitement*. — Le service est fait par les Sœurs de la Croix, dites de Saint-André. — L'Œuvre est dirigée par un comité de dames et un conseil supérieur de médecins.

Demandes d'admission et souscriptions à Mme Marcellin *Douillard*, rue d'Assas, 11.

BRÉVANNES (SEINE-ET-OISE)

Hospice de Brévannes.

(Dépend de l'Assistance publique).

Nombre de lits (projetés): 92.

Les pavillons destinés à recevoir les enfants tuberculeux et convalescents s'éleveront dans un parc de 8 hectares environ, en face de l'établissement actuel. Les enfants tuberculeux seront isolés dans un pavillon spécial (pavillon Jules Bergeron), comptant 92 lits.

Les travaux sont en cours d'exécution.

Cf. : Hospice de Brévannes-Adultes.

CHABRIS (INDRE)

Cf. : Œuvre du Professeur Grancher, livre III.

Chabris est un gros bourg de l'Indre, sur la lisière de Loir-et-Cher, desservi par la station de Gièvre (Orléans), distante de 3 kilomètres, et à laquelle se raccorde un petit chemin d'intérêt local, ayant une station à Chabris.

Le Dr Patrigeon, qui y exerce depuis de longues années, élève et ami du Pr Grancher, n'a eu que l'embarras du choix quand il a proposé de prendre les enfants de l'Œuvre.

Les choix du Dr Patrigeon ont porté comme nourriciers sur des habitants du bourg même de Chabris, à l'exclusion des cultivateurs des hameaux, de façon que sa surveillance fût plus immédiate, plus incessante. Il a pensé aussi qu'il y avait intérêt à accepter les gens relativement âgés, qui se chagrinaient dans leur maisonnée devenue vide par le départ des grands enfants établis pour leur compte, et désiraient prendre des petits pour se consoler. Ce qui se passe aujourd'hui a montré le bien-fondé de cette conception.

CHAMPROSAY (SEINE-ET-OISE)

A. Œuvre des cures rurales de Champrosay.

Cf. : Œuvre de Villepinte, livre III.

L'Œuvre des cures rurales de Champrosay, fondée en 1904, a pour but de procurer, au grand air de la campagne, un repos et un traitement hygiénique aux jeunes filles de 6 à 16 ans, des classes laborieuses de Paris auxquelles leurs parents ne seraient pas en situation de les donner.

C'est dans le même parc que le sanatorium Minoret que se trouve le pavillon de l'Œuvre des cures rurales. Ce bâtiment, dont une partie seulement a pu être aménagée par cette Œuvre nouvelle, à mesure que les ressources augmenteront, le sera complètement et comptera 90 lits.

Le prix de journée est de 1 fr., payé par les parents ou par les bienfaiteurs de l'enfant.

Une école d'horticulture, en les faisant jardiner et se créer, à Champrosay, un petit parterre, leur procure également des exercices sains.

L'Œuvre des cures rurales de Champrosay offre deux sortes d'avantages à ses bénéficiaires :

1° Le séjour à son pavillon de Champrosay ; 2° la protection et l'assistance médicale jusqu'à l'âge de seize ans de tout enfant qui y a séjourné.

Enfants reçues dans la maison depuis le commencement de l'Œuvre : 27.

COMPOSITION DU BUREAU

Président : M. le vicomte d'Harcourt. — *Vice-Présidente* : Mme L. Fiedler. — *Secrétaire*: Mme la comtesse François de La Rochefoucauld. — *Trésorière* : Mme Dessaignes.

COMPOSITION DU CONSEIL

Mme Buloz, Mme la baronne Lejeune, MM. le marquis de Beauvoir, le marquis des Réaulx, le marquis de Ganay, Paul Blanchemain, de Lalain-Chomel, Villard, Guillaume, Honoré, Glandaz.

B. **Sanatorium Minoret.**

(Dépend de l'Œuvre de Villepinte, cf. livre III).

Nombre de lits : 100.

Une première maison de convalescence, établie en 1885 dans la forêt de Saint-Germain, fut, en 1894, transférée à Champrosay (station de Ris-Orangis, ligne de Corbeil, P.-L.-M.). Là, à quelques minutes de la gare de Ris, dans un parc adossé à la forêt de Sénart, se dresse le Sanatorium Minoret, ouvert toute l'année et comptant 100 lits.

Des kiosques ouverts, disséminés dans la forêt, abritent en trois escouades distinctes les petits enfants, les grandes fillettes et les jeunes filles, et leur permettent de continuer la cure d'air par tous les temps, tandis qu'à l'intérieur du sanatorium des galeries à grandes baies, ouvertes sur les jardins, sont munies de chaises longues pour la cure de repos.

L'installation du sanatorium comprend des dortoirs spéciaux à chaque âge, des chambres à un ou trois lits, des réfectoires, des salles de jeux, de récréations et de fêtes, des établissements de douches et de bains, etc.

Médecin : M. le Dr *Dancourt*.

Les admissions se font au Dispensaire de la rue de la Tour-d'Auvergne, le mercredi et le samedi matin de 8 à 11. On reçoit la fillette et la femme de 6 à 30 ans. Les malades reçues peuvent : ou bien être présentées par un membre bienfaiteur de l'Œuvre, ayant une fondation ou une part de fondation, ou bien obtenir une place gratuite, ou bien payer une pension dont le chiffre se fixe de gré à gré, mais n'excède pas, par jour, 2 francs pour les enfants jusqu'à 12 ans et 2 fr. 50 pour les âges au-dessus.

COUTURE (LOIR-ET-CHER)

Cf. : Œuvre du Professeur Grancher, livre III.

Couture est situé en Loir-et-Cher, mais voisine avec la Sarthe. Le village est desservi par la gare de Pont-de-Bray (État) qui en est distante de 3 kilomètres. Le bourg est situé dans une plaine très fertile coupée par les différents bras de la Braye et du Loir, est très riche en pâturages. Par suite, l'hiver il y règne une assez grande humidité. Aussi le Dr Poirier, qui connaît bien le pays et a proposé d'y constituer un de nos foyers, n'a pas voulu placer les enfants dans Couture même, mais dans les villages situés sur les coteaux secs et ensoleillés qui entourent la plaine : Ternay, la Galochère, les Essarts, la Verrière, Villedieu, Sougé, Pont-de-Bray, la Flatte, etc. Tous ces villages font partie du territoire desservi par le Dr Poirier qui peut ainsi, en faisant sa clientèle, surveiller inopinément enfants et nourriciers.

Comme pour le Dr Patrigeon, à son appel les offres ont afflué; il a fait porter son choix sur des personnes ayant des enfants, autant que possible de l'âge de nos pupilles. De cette façon l'accoutumance des neuf enfants envoyés à Couture a été des plus faciles.

DAX (LANDES)

Sanatorium Thermal.

Ouvert aux enfants des deux sexes (anémiés, lymphatiques, etc.) de 5 à 15 ans. Prix : de 3 fr. 50 à 5 francs par jour, suivant qu'ils sont groupés ou isolés. Les administrations d'assistance publique ont des conditions spéciales.

La durée du traitement est habituellement de 40 jours à 3 mois, selon la gravité des cas.

FORGES-LES-BAINS (SEINE-ET-OISE)

Établissements de l'Assistance publique.

Nombre de lits : 316.

L'Assistance publique possède à Forges quatre établissements :

1° L'hôpital, ouvert en 1860, destiné aux enfants convalescents des hôpitaux de Paris, garçons et filles et possédant 260 lits;

2° L'hôpital Riboutté-Vitallis avec 40 lits, ouvert en 1882;

3° La fondation Hartmann, inaugurée en 1892, et possédant 16 lits.

Ces 2 dernières institutions sont destinées à recueillir des enfants pauvres âgés de 7 à 16 ans et de préférence orphelins. La durée du séjour varie de 4 à 6 mois. Il est reçu environ 50 enfants chaque mois;

4° Pavillon de convalescence du personnel hospitalier.

ISCHES (VOSGES)

Sanatorium d'Isches.

Nombre de lits : 50.

Fondé en 1903 par Mlle *Chauvière*, avec l'aide de M. *Schweizer*, qui a donné les sommes nécessaires à l'achat des terrains, ce Sanatorium doit être prochainement agrandi.

Son but est de permettre la cure d'air aux enfants de Paris — et plus spécialement du XVe arrondissement — âgés de 12 à 15 ans, et débilités, anémiés, lymphatiques, etc.

Les enfants les plus indigents sont reçus gratuitement, les autres paient une pension de 125 francs pour 3 mois.

La colonie scolaire du XVe arrondissement envoie chaque année 49 garçons, du 17 août au 7 septembre, à ce Sanatorium.

LES BRUYÈRES (PUY-DE-DOME)

Maison de repos.

Cette maison qui dépend de l'Œuvre des jeunes ouvrières de Paris (cf. livre III) est située dans le Puy-de-Dôme, à 4 kilomètres et demi au-dessus de Royat, au sommet de la montagne de Champeaux, à 820 mètres d'altitude, au milieu de pâturages et de bois, en face de la plaine de la Limagne. La directrice, Mme Boisson, y a organisé, dans les conditions les plus parfaites de l'hygiène, 10 lits.

LE CANNET (ALPES-MARITIMES)

Colonie agricole, dénommée Asile Pasteur.

Créée par M. Vaudremer, de Cannes.

Les enfants, tout en faisant dans cette colonie une véritable cure sanitaire, se livrent à un travail agricole facile, agréable, faisant aimer la vie des champs.

LA JONCHÈRE (HAUTE-VIENNE)

Cf. : Œuvre du Professeur Grancher, livre III.

LES ORMEAUX PAR FRESNES-LES-RUNGIS (SEINE)

Maison de repos.

Nombre de lits : 20.

Cette maison qui dépend de l'œuvre des jeunes ouvrières de Paris (cf. livre III) est située à 12 kilomètres de Paris, à Fresnes-lès-Rungis, et dispose actuellement, sous la direction de Mme Wyart Robert, de 20 lits en faveur des petites ouvrières de Paris.

MONTPELLIER (HÉRAULT)

Sanatorium-Hôpital de Baluru-les-Bains.

(Dépend des hôpitaux de Montpellier).

Nombre de lits : 70.

Réservé aux tuberculoses chirurgicales. En 1904, 233 malades y furent traités.

NOISY-LE-GRAND (SEINE-ET-OISE)

Cf. : Œuvre des enfants tuberculeux, livre III.

ORMESSON (SEINE-ET-OISE)

Sanatorium d'Ormesson.

Cf. : Œuvre des enfants tuberculeux, livre III.

PELLEVOISIN (INDRE)

Sanatorium de Pellevoisin.

Cf : Œuvre de Mlle *Bonjean*, livre III.

Situé au milieu d'une propriété de 25 hectares en majeure partie boisée. Cet établissement comprend deux sections : 1° la *Pouponnière* ouverte avec l'autorisation bienveillante de M. le Préfet de l'Indre où sont reçus les enfants des deux sexes de 1 an à 4 ans; 2° la *Métairie*, destinée aux fillettes et aux jeunes filles; celles-ci sont employées aux légers travaux de la campagne dans la mesure où leur santé peut en bénéficier. Les enfants d'âge scolaire ne sont reçus en principe que pendant les vacances (juillet, août, septembre); toutefois si leur état l'exige ils peuvent bénéficier d'une prolongation de séjour. Par exception les enfants qui ne sont pas indigents peuvent être admis moyennant un prix de pension de 2 francs par jour. Une ferme importante annexée au sanatorium fournit une partie des produits nécessaires à l'alimentation des jeunes malades.

SAINTE-RADEGONDE, PRÈS TOURS (INDRE-ET-LOIRE)

Sanatorium de Sainte-Radegonde.

Cet établissement reçoit à partir de l'âge de 10 ans les enfants (garçons et filles) atteints de tuberculose pour un prix de pension dont le minimum est de 15 francs par mois.

S'adresser à M. l'abbé *Moussé*, curé de Sainte-Radegonde, directeur du Sanatorium.

Président du Conseil d'administration : M. *PaulMame* à Tours.

SAINT-BERTRAND-DE-COMINGES (HAUTE-GARONNE)

Sanatorium de Saint-Bertrand-de-Cominges.

Fondé par la Ligue du Sud-Ouest contre la tuberculose infantile, cet établissement a pour but de recevoir et de soigner les enfants qui en raison de leurs maladies antérieures ou de leur constitution débile sont menacés et guettés par la tuberculose pulmonaire.

Pendant l'été 1903, dix-huit enfants et en 1904 quarante-deux enfants y ont été traités avec d'excellents résultats.

L'établissement est ouvert du 1er mai au 1er novembre. Il reçoit les garçons de 5 à 12 ans et les filles de 5 à 16 ans.

Prix de pension : 2 francs par jour.

Présidents d'honneur : M. le Maire de Toulouse ; M. le Président du Conseil général ; MM. Ruau, Delonme, Reinoud et Vital. — *Président* : M. A. Calret. — *Vice-Présidents* : Mme Vigmé ; Mgr Batiffol. — *Secrétaire-général* : Dr Lantrié.

Comme œuvre complémentaire de ce sanatorium fonctionne à Toulouse, sous la direction du Dr *Daverède*, un dispensaire antituberculeux réservé aux enfants et ouvert du 1er novembre au 1er mai. On y poursuit le traitement et la surveillance des enfants sortis du sanatorium et l'on choisit parmi les nouveaux consultants ceux qui pourront bénéficier d'un séjour à Saint-Bertrand.

SALIES-DE-SALAT (HAUTE-GARONNE)

Sanatorium de Salies (1).

Ce sanatorium a été fondé par le Conseil général de la Haute-Garonne pour le traitement des enfants scrofuleux, rachitiques ou lymphatiques.

Salies, chef-lieu de canton de la Haute-Garonne, est une petite ville de 1000 habitants située à 70 kilomètres de Toulouse et jouissant d'un climat excellent.

L'eau salée employée en bains, douches, piscines, etc., provient d'un puits de sondage.

(1) D'après les documents qui nous ont été communiqués par M. le Dr Lautré.

Elle est employée en général mélangée à de l'eau douce dans des proportions variables; elle peut aussi être utilisée pure.

Une hygiène rigoureuse et une suralimentation graduée complètent le traitement.

Depuis l'ouverture du Sanatorium le 3 août 1899 il y a été soigné 257 enfants âgés de 4 à 16 ans et atteints pour la plupart de manifestations scrofulo-tuberculeuses.

La durée du séjour qui ne dépend que des indications médicales a varié le plus souvent entre 3 et 8 mois.

Le Sanatorium de Salies est construit au milieu d'une prairie plantée d'arbres et d'une contenance de 1 hectare environ. Le bâtiment principal comprend 3 étages. Au rez-de-chaussée sont installés les réfectoires, les cuisines, le cabinet du docteur, celui du directeur et une salle de lecture et de jeux. Au 1er étage sont situés les dortoirs, lavabos, une salle d'opérations et de pansements, l'infirmerie, ce 1er étage est affecté aux garçons. Le second étage présente des dispositions analogues, mais est affecté aux filles. Au 3me étage se trouvent des chambres d'isolement et des pièces pour le personnel.

Derrière le bâtiment principal se trouve l'établissement de bains contenant 10 baignoires, une salle d'hydrothérapie, une piscine et deux pièces pour les pansements à faire à la sortie du bain.

Le pavillon du service balnéaire est relié au bâtiment central par une galerie couverte qui entoure une cour rectangulaire.

Le prix de journée est de 1 fr. 50 pour les enfants assistés ou inscrits sur les listes d'assistance médicale gratuite. Les autres enfants peuvent être admis comme pensionnaires aux prix de 2 fr. 50 et 4 fr. par jour. L'établissement est ouvert toute l'année.

Les résultats fournis par la statistique de l'établissement jusqu'à l'heure actuelle montrent une proportion de guérisons de 80 pour 100.

Médecin en chef : M. le Dr *Lautré*.

TOURS (INDRE-ET-LOIRE)

Orphelinat agricole de Saint-Martin [1].

Fondé en 1871, aux Douets, commune de Saint-Symphorien près Tours, par la Supérieure générale des sœurs de la Présentation.

Dans ce domaine de 54 hectares sont élevés gratuitement des orphelins recrutés en majeure partie à Tours ou dans le département d'Indre-et-Loire.

L'âge d'entrée varie de 6 à 10 ans, celui de sortie de 17 à 18 ans.

En 33 ans 127 orphelins ont été recueillis et ont fourni un séjour moyen supérieur à 5 ans.

Ce qui rend l'histoire de ces enfants particulièrement intéressante, ce sont leurs antécédents : le genre de mort de leurs parents, victimes de toutes les maladies de misère. Dans ce milieu la tuberculose règne à tel point en maîtresse que sur 91 familles pour lesquelles la cause exacte des décès a été connue, elle en a frappé 79, c'est-à-dire près de 9/10.

Sur ces 79 cas, 22 fois le père et la mère sont morts tuberculeux avant l'admission de l'enfant; 31 fois le père seul a succombé; 26 fois la mère a succombé.

Qu'a fait l'orphelinat agricole pour ces enfants menacés :

Il leur a assuré un logement salubre, la vie au grand air; de ces fils d'ouvriers tuberculeux il fait des agriculteurs.

Il leur a fourni une alimentation saine et abondante.

Il leur a imposé une réglementation raisonnée et modérée du travail.

L'orphelinat enseigne aux enfants des habitudes d'économie puisque chacun est récompensé selon son effort et

(1) Extrait de l'expansion tuberculeuse à Tours (1900-1904). Communication de M. le Dr Mercier au Congrès international de la tuberculose, 1900. Imprimerie Salmon, Tours, 1905.

qu'à la sortie un trousseau et un livret de caisse d'épargne sont remis à chaque orphelin.

La maladie est presque inconnue à Saint-Martin. Depuis l'ouverture de l'orphelinat 5 enfants ont succombé pendant leur séjour (tétanos traumatique 1 cas, pneumonie accidentelle 1 cas, tuberculose 3 cas, dont 2 cas de contamination antérieure à l'entrée). Tous les enfants qui ont quitté l'orphelinat ont pu, sauf 2, être suivis dans la vie, et parmi eux 2 seulement ont succombé à la tuberculose pulmonaire.

Libéré des deux cas de contamination antérieure à l'entrée on peut affirmer que les fils de tuberculeux, placés dans des conditions hygiéniques convenables, offrent des chances de survie égales à 97 pour 100.

Sur les 25 enfants actuellement assistés, 20 sont de source tuberculeuse et comptent 10 frères ou sœurs morts tuberculeux.

VIALAS (LOZÈRE)

Sanatorium de Vialas.

Reçoit gratuitement, du 1er juillet au 1er octobre de chaque année, les enfants protestants des départements de la Lozère et du Gard à partir de l'âge de 1 an.

VILLARS-SUR-AHUN (CREUSE)

Fondée par l'œuvre du Soleil (cf. livre III).

La maison bâtie au milieu d'un grand jardin, très ombragé, est située dans un hameau qui se compose de plusieurs fermes ; ce hameau est entouré de montagnes très boisés, de cours d'eau, aucun marais, sol granitique, altitude 500 mètres.

Outre les soins particuliers que nécessite l'état de santé de chaque enfant, le traitement général consiste en stationnement et exercice au grand air et au soleil avec le maximum possible de distractions.

VILLEPINTE

Sanatorium de Villepinte.

Cf. : Œuvre de Villepinte, livre III.

Situé au milieu d'une plaine salubre, à la limite d'un village agricole, près de Sevran (ligne de Soissons, gare du Nord), à 18 kilomètres de Paris, il est entouré d'un parc de onze hectares.

L'hôpital-sanatorium de Villepinte reçoit les tuberculeux à toutes les périodes de la maladie et les répartit par catégories en des bâtiments distincts suivant leur degré, et cela pour tout le temps du traitement, sans en limiter en quoi que ce soit la durée.

Fondé d'abord en 1877 à Livry, et transporté en 1881 à Villepinte, il n'a cessé de se développer et compte maintenant 290 lits.

Se détachant nettement des autres bâtiments, adossée à un rempart d'arbres résineux, en face d'une grande pelouse, et en forme de croissant, une cure d'air modèle bien exposée, reçoit les malades du premier degré pendant les heures que le traitement réserve au repos.

Dans un grand jardin d'hiver de près de 700 mètres carrés, chauffé au calorifère, planté d'arbustes, d'eucalyptus et de palmiers, se tiennent ces mêmes malades lorsqu'il fait trop froid dehors.

Médecin directeur : M. le Dr Lefèvre.

STATISTIQUE GÉNÉRALE DES SANATORIUMS DE L'ŒUVRE DE VILLEPINTE

Depuis sa fondation en 1877, jusqu'en mai 1905.

ANNÉES	SANATORIUMS POUR POITRINAIRES			SANATORIUMS POUR ANÉMIQUES			MALADES HOSPITALISÉS	JOURNÉES DE PRÉSENCE
	LIVRY	VILLEPINTE	HYÈRES	SAINT-GERMAIN ET CHAMPROSAY	PAVILLON DES CURES RURALES DE CHAMPROSAY	STATION MARINE DU PRADET		
	Lits.	Lits.	Lits.	Lits.	Lits.	Lits.		
1877-1878.	11	»	»	»	»	»	40	»
1878-1879.	21	»	»	»	»	»	60	»
1879-1880.	21	»	»	»	»	»	63	»
1880-1881.	21	»	»	»	»	»	65	3 678
1881-1882.	»	40	»	»	»	»	209	4 575
1882-1883.	»	50	»	»	»	»	340	7 506
1883-1884.	»	66	»	»	»	»	343	16 413
1884-1885.	»	100	»	»	»	»	362	19 156
1885-1886.	»	100	»	»	»	»	366	27 171
1886-1887.	»	100	»	»	»	»	343	21 770
1887-1888.	»	134	»	»	»	»	387	22 845
1888-1889.	»	134	»	»	»	»	396	25 300
1889-1890.	»	134	»	25	»	»	402	22 626
1890-1891.	»	134	»	25	»	»	494	36 261
1891-1892.	»	134	»	25	»	»	516	42 522
1892-1893.	»	134	»	25	»	»	455	42 785
1893-1894.	»	235	»	25	»	»	431	48 671
1894-1895.	»	235	»	30	»	»	560	70 276
1895-1896.	»	235	9	30	»	»	598	81 531
1896-1897.	»	235	12	40	»	»	651	86 803
1897-1898.	»	235	32	40	»	»	646	86 653
1898-1899.	»	290	32	40	»	»	631	91 451
1899-1900.	»	290	32	40	»	»	736	104 653
1900-1901.	»	290	34	60	»	»	803	106 754
1901-1902.	»	290	34	80	»	»	787	110 393
1902-1903.	»	290	34	100	»	»	845	116 991
1903-1904.	»	290	34	100	»	»	914	122 769
1904-1905.	»	290	34	100	15	»	1 002	123 275
1905. . . .	»	290	34	100	30	12	»	»
Totaux. .	..	...	..	...	..	..	13 108	1 442 828

RÉCAPITULATION GÉNÉRALE

Établissements préventifs	562 lits.
Garderie d'enfants	366 membres.
Sociétés de secours mutuels.	353 membres.
Établissements pour le traitement de la tuberculose	324 lits.
En tout un total constant de. .	1 598 personnes.

COMITÉ DE PATRONAGE

MM. le Marquis Costa de Bauregard, Ferdinand Brunetière, François Coppée, Amédée Dufaure, Gustave Fagniez, le Comte d'Haussonville, le Comte Albert de Mun, Émile Ollivier, Georges Picot, Thureau-Dangin, le Comte Albert Vandal, le Vicomte Melchior de Vogüé.

DAMES DU BUREAU

Présidente d'honneur : Duchesse d'Uzès. — *Présidente* : Marquise de Beauvoir. — *Vice-Présidentes* : Comtesse de Chateaubriand; Marquise de Montaigu. — *Secrétaire* . Mme Dessaignes. — *Trésorière* : Baronne Lejeune.

VILLIERS-SUR-MARNE
(SEINE-ET-OISE)

Cf. : Œuvre des enfants tuberculeux, livre III.

LIVRE II

ADULTES

CHAPITRE PREMIER

DISPENSAIRES

Le dispensaire antituberculeux [1] est le dernier venu parmi les moyens préconisés et appliqués en France pour lutter contre la tuberculose. Il est aussi celui dont l'efficacité peut se manifester peut-être le plus rapidement et celui qu'il est le plus facile de mettre en œuvre, ce qui lui a valu, avec la plus générale approbation, un succès sans cesse grandissant, une extension toujours croissante.

C'est au professeur *Calmette*, de Lille, que nous sommes redevables de cette création nouvelle, et nous ne saurions lui en être trop reconnaissants. Il fut le premier à en concevoir l'idée, qu'il soumit en 1900 à la Commission permanente de la tuberculose, et le premier aussi à la mettre en pratique, presque d'emblée dans toute sa perfection, en instituant à Lille, au mois de février 1901, un établissement qui est devenu et demeure encore le modèle de tous les dispensaires antituberculeux.

Ces dispensaires spéciaux, ces *préventoriums*, comme les appelle le professeur Calmette, pour indiquer nettement qu'ils doivent être considérés, selon lui, comme des instruments de prophylaxie et d'assistance et non comme

(1) Consulter : *Travaux de la Commission permanente de la tuberculose*, 1905; Rapports de MM. Courtois-Suffit et Laubry au *Congrès de la tuberculose*, Paris, Masson, 1905; les thèses de Acheray, Bretheau, Dousset, Gratien, etc.; et surtout Calmette, *Dispensaires pour tuberculeux*, Paris, 1900; *Écho médical du Nord*, 1900; *Presse médicale*, 1901; *Les Préventoriums*, Lille, 1905, et les rapports annuels du dispensaire Émile Roux.

des instruments de cure, répondent à des besoins multiples.

D'après lui, « leur but ne consiste point à donner des consultations ou à distribuer des médicaments aux malades pauvres, ce qui est le rôle des bureaux de bienfaisance, mais à *rechercher*, à *attirer* et à *retenir*, par une propagande activement faite dans les milieux populaires, les ouvriers atteints ou suspects de tuberculose ; à leur donner, aussi souvent et aussi longtemps qu'ils en auront besoin, des conseils pour eux et pour leurs familles ; à leur distribuer, lorsqu'ils seront obligés de suspendre leur travail, des secours alimentaires, des vêtements, de la literie, des crachoirs de poche, des antiseptiques ; à assainir leurs logements par des nettoyages fréquents et des désinfections répétées à intervalles réguliers ; à leur procurer, dans les cas où cela est nécessaire, un logement plus salubre ; à lessiver gratuitement leur linge pour éviter la contagion dans la famille et hors de la famille ; à faire toutes les démarches utiles auprès de la bienfaisance privée, des patrons, etc., pour obtenir des secours qui permettront de rétablir le malade s'il n'est pas trop gravement atteint et de le rendre à son travail (²).

L'étendue même de ce programme suffit à faire comprendre qu'il doive se produire dans son application des divergences et surtout des restrictions dues souvent aux nécessités d'un budget limité ; de plus, l'exclusion du but thérapeutique n'est pas, ne peut pas être partout pratiquée. Aussi la formule de ces dispensaires spéciaux n'est-elle pas univoque et se prête-t-elle aux exigences spéciales de chaque ville, de chaque quartier, aux idées particulières de chaque fondateur.

Quoi qu'il en soit, le succès de cette institution nouvelle a été très grand ; il s'est créé en France, où elle est née, de nombreux établissements analogues et il s'en fonde même à l'étranger.

Malheureusement et sans doute à cause de ce succès

(²) Calmette, *Préventoriums*, p. 5.

même, se sont établies à côté de ces institutions des œuvres qui sous le même nom cachent d'autres intentions. Celles-ci « qui ne sont pas l'exception, donnent l'illusion d'œuvres humanitaires, et ne sont en réalité que des centres de compétitions ou d'intérêts : nous les appellerions volontiers des dispensaires-réclame, parce que la réclame se fait pour tous. Elle se fait pour le médecin-directeur consacré spécialiste au cours de l'inauguration officielle; pour les assistants que rend nombreux l'attrait d'un titre nouveau et le prestige d'une décoration rêvée et facilement accordée; elle se fait, enfin, pour le parti politique qui domine dans le Conseil d'administration et qui surveille jalousement son arme électorale de choix.

« Peut-être ces préoccupations feraient-elles sourire, si elles n'absorbaient l'attention qu'on doit au malade et ne laissaient celui-ci sous l'influence d'erreurs dangereuses et à la merci de pratiques regrettables.

« Il accourt au dispensaire, que la subvention municipale et le talent de l'architecte ont fait aussi coquet que possible et d'autant plus confortable qu'il est destiné aux médecins (1) ».

C'est contre ces dispensaires-réclame si justement stigmatisés par MM. Courtois-Suffit et Laubry, et pullulant malheureusement dans tous les grands centres, que nous voulons mettre en garde les médecins, le public et surtout les malades avant de décrire sommairement dans ce chapitre les principaux dispensaires antituberculeux qui fonctionnent actuellement à Paris et en province.

(1) Courtois-Suffit et Laubry, Rapport au *Congrès de la tuberculose*, Paris, Masson, 1905, p. 516.

PREMIÈRE PARTIE

PARIS ET LE DÉPARTEMENT DE LA SEINE

Ier ARRONDISSEMENT

Dispensaire antituberculeux des 1er et 2e arrondissements et des Employés des Postes et télégraphes.

11, *Rue Bailly* et 22, *Rue de Valois.*

Président du dispensaire : M. J. Poulalion.

Ce dispensaire, ouvert en octobre 1903, est destiné à donner des soins gratuits aux malades atteints ou menacés de tuberculose; il est réservé aux personnes habitant ou travaillant dans ces arrondissements et dont les ressources sont insuffisantes pour subvenir au traitement de la maladie.

Les services du dispensaire sont réservés aux affections tuberculeuses des adultes, des enfants, des femmes.

IIIe ARRONDISSEMENT

Dispensaire de la rue du Temple. (No 81.)

VIIe ARRONDISSEMENT

Dispensaire de la Ligue fraternelle des enfants de France.

Avenue de la Motte-Picquet, 22.

Service de tuberculose infantile.

VIIIe ARRONDISSEMENT

A. Dispensaire antituberculeux Jacques Siegfried et Albert Robin (1).

(A l'hôpital Beaujon.)

Fondé par MM. *Jacques Siegfried* et *Albert Robin*, ce dispensaire a été ouvert le 16 janvier 1905 dans le but de faciliter le diagnostic de la prédisposition, de traiter la tuberculose au début, de chercher à améliorer la phtisie confirmée et de venir en aide aux familles menacées. Il est un instrument de prophylaxie, de cure et d'assistance exclusivement réservé aux nécessiteux.

Par l'application des procédés de diagnostic précoce, il s'efforce, en dépistant les tuberculeux, à la période de consomption, de les soustraire à l'infection. Avec le concours du service municipal de désinfection et des œuvres d'assistance, il cherche à rendre salubres les logements habités par les malades et à faciliter l'isolement de ces derniers à domicile.

Par des conseils et des instructions écrites donnés aux malades, il leur enseigne à se soigner et à n'être pas nuisibles à leur entourage.

Il assume l'application d'un traitement rationnel par des consultations hebdomadaires (pour chaque malade), par l'organisation de salles de cure, par la distribution de médicaments, par des instructions données aux médecins par le Comité de direction scientifique.

L'assistance aux malades s'opère par la distribution de secours aux malades (bons de viande, vêtements, etc.), par les soins des dames assistantes et la collaboration d'œuvres de bienfaisance.

Le dispensaire se propose également de surveiller,

(1) D'après des documents qui nous ont été transmis par M. le Dr Savoire.

assister et placer ses malades. Dans ce but, il entre en rapport avec les sanatoriums, notamment Angicourt (cf. : ch. II) auxquels il envoie ses malades justiciables de ce traitement. Enfin il continue à les surveiller ou à les traiter à leur sortie de ces établissements.

Grâce à une entente avec les œuvres de bienfaisance et les associations charitables, il vient en aide : aux prétuberculeux en leur facilitant le retour à la campagne, un changement de profession, etc. ; aux tuberculeux en leur procurant les moyens de se soigner.

Enfin l'*Office central de la tuberculose*, annexé au dispensaire, se propose de réunir et de centraliser tous les documents scientifiques ou sociaux concernant la tuberculose, de se mettre en rapport avec les administrations publiques ou privées dans le but de fournir aux uns des renseignements concernant le placement, l'assistance, les établissements de traitement, pour leurs tuberculeux, à leur indiquer et faciliter les formalités d'admission, et aux autres des enquêtes et renseignements sur les malades qui sollicitent leur concours. Ce service, dirigé par M. le Dr *C. Savoire* et Mme *Girard-Mangin*, constitue en quelque sorte l'intermédiaire entre le malade et l'œuvre ou établissement qui peut lui être utile.

Depuis sa fondation, en janvier 1905, jusqu'au 1er juillet 1905, le dispensaire de Beaujon a reçu 668 malades auxquels il a donné 1825 consultations ; placé 15 malades dans des sanatoriums, 6 dans des établissements réservés aux tuberculeux, 36 dans des services hospitaliers, 5 dans une clinique particulière de chirurgie où ils ont été opérés ; envoyé 7 enfants à la campagne, en colonies de vacances et chez Mme Siegfried ; rapatrié 9 malades à la campagne ; pourvu 7 malades d'un emploi, 23 d'un nouveau logement avec literie, linge, etc. ; distribué des secours en argent et en nature, etc., etc.

Directeurs du dispensaire : MM. les Drs *Savoire* et *Binet*.

B. Dispensaire des VIIIe et XVIIe arrondissements.

Cf. : à XVIIe arrondissement.

IXe ARRONDISSEMENT

A. Dispensaire de la rue La-Tour-d'Auvergne [1]. (No 17.)

Dépendant de l'Œuvre de Villepinte (cf. : livre III), ce dispensaire a été créé en 1875 par le Dr Gouel, assisté des Drs Barlemont et Cadier.

Spécial aux affections de la poitrine et du larynx, gratuit, indistinctement ouvert à toute femme, jeune fille ou enfant qui s'y présente, il permet en outre d'opérer la sélection des malades demandant à l'Œuvre leur hospitalisation, et de classer les différents cas d'anémie ou de tuberculose pour leur assigner l'hôpital ou le sanatorium qui leur convient.

Depuis la fondation jusqu'en juin 1905, 132 934 consultations y ont été données.

Le dispensaire est ouvert tous les *mercredi* et *samedi* matin de 8 à 11 heures.

Médecins : Dr *Gouel*, médecin en chef; Drs *Adler*, *Arago*, *Cadier*, *V.-Ch. Lefèvre*, *Legay*.

Bactériologistes : MM. de *Lostalot* et *Vauthier-Marcq*.

B. Dispensaire de la rue Condorcet.

---

(1) D'après les documents qui nous ont été communiqués par la direction de l'Œuvre de Villepinte.

Xe ARRONDISSEMENT

Dispensaire antituberculeux du Xe arrondissement.

35, *rue Bichat.*

Subventionné par la Ville et le département de la Seine. Consultations tous les matins à 11 heures.

Président : M. H. Meller; *Vice-présidents* : MM. G. Alberti, Mayrargues; *Trésorier* : M. Guigues; *Secrétaire* : M. H. Picard.

Service médical : MM. les Drs *Labroussinie*, *Carie*, *Rongier*, *Belgodère*, *Bénabu*, *Dircksen*, *Vieubled*, *André Bernheim*, *Kahn*, *Mouillé*, *Lemaître*, *Weill.*

XIe ARRONDISSEMENT

Dispensaire de la Société antituberculeuse de l'enseignement primaire de la Seine.

6, *impasse des Provençaux.*

Ce dispensaire qui appartient à la Société et dont l'usage est réservé à ses membres donne annuellement près de 3000 consultations.

Tous les efforts y sont faits pour aboutir, dans le milieu spécial auquel il s'adresse, à une prophylaxie efficace et es meilleurs résultats ont été obtenus.

En outre, les malades atteints déjà sont traités, et si possible adressés à des sanatoriums. 83 cas de tuberculose fermée traités en 1904 ont été guéris ou très améliorés.

Les examens bactériologiques sont faits par le laboratoire municipal. Les consultations pour les affections de poitrine ont lieu le lundi et le jeudi à 4 heures.

Médecin : M. le Dr *Baumann.*

XIIe ARRONDISSEMENT

A. Clinique-dispensaire de l'Œuvre de protection contre la tuberculose.

79, *avenue Ledru-Rollin.*

(Cf. : livre III).

B. Dispensaire de la rue Bobillot.

Dépend de l'Assistance publique.
En formation.

C. Dispensaire de la rue Omer-Talon.

Dépend de l'Assistance publique, entrera prochainement en fonctionnement.

XIVe ARRONDISSEMENT

Dispensaire de la rue Guilleminot. (N° 25.)

Créé et entretenu par l'Œuvre des tuberculeux adultes (cf. : livre III) depuis 1900, ce dispensaire donne de 6 à 7000 consultations et distribue plus de 9000 bons d'alimentation par an.

Une buanderie à vapeur y est annexée pour blanchir et désinfecter gratuitement le linge des tuberculeux indigents, qui y est apporté en sacs hermétiquement clos. Il est fait deux chauffes par semaine, ce qui permet de traiter environ 1000 kilos de linge et de venir en aide à 50 familles.

Les consultations sont données le mardi, jeudi et samedi de 5 à 7 heures par MM. les Drs *Mathilde Humbert* et *Fournier*.

XVe ARRONDISSEMENT

A. Dispensaire du boulevard Garibaldi. (No 61.)

Siège social de l'Œuvre : 132, rue Cardinet. Cf. livre III.

Fondé par l'Œuvre médico-sociale antituberculeuse, ce dispensaire fonctionne sous la direction du Dr *Boureille*.

Il y a été donné en 1904 : 6025 consultations. Voici un tableau de l'état des malades reçus en 1903 et 1904.

	1903	1904	Total	
Prétuberculose.	8	63	71	317
1er degré.	133	113	246	
1er — 2me degré.	2	3	5	68
2me degré.	41	22	63	
2me — 3me degré.	4	6	10	34
3me degré	12	12	24	
			419	

Depuis 1903, grâce à une subvention de la ville de Paris, un laboratoire spécialement installé pour les recherches bactériologiques, les analyses d'urine et l'examen du sang est annexé au dispensaire.

B. Dispensaire antituberculeux du Palais du travail. (*Place Dupleix.*)

Fondé par les associations ouvrières de production de France, ce dispensaire, installé dans un pavillon autonome, assure aux malades, outre les soins médicaux, des secours en nature et en argent.

CONSEIL D'ADMINISTRATION

Président d'honneur : M. Favaron; *Président* : M. Testart; *Vice-présidents* : MM. Ardieux, Ferran, Javet; *Secrétaire général* : M. Garciau; *Secrétaires* : MM. Auneau et Halphen; *Trésorier* : M. Barré; *Trésorier adjoint* : M. Penchenat; *Archiviste* : M. Philippon.

SERVICE MÉDICAL

Médecin en chef : M. le Dr Courtois-Suffit; *Médecins* : MM. les Drs Ball (laryngologie), Deschamps, Fachatte, Laufer, Laurent, Lecacheur, Loisel, Mathieu, Tabary.

Bactériologie : MM. Fouard, Millet.

XVIe ARRONDISSEMENT

Dispensaire de la rue Félicien-David. (No 7.)

Créé depuis deux ans seulement par l'Œuvre des tuberculeux adultes (cf. : livre III) ce dispensaire reçoit une vingtaine de malades par séance.

Les consultations y sont données le lundi, mercredi et vendredi de 5 à 7 heures, par M. le Dr *Lestelle*.

XVIIe ARRONDISSEMENT

Dispensaire des VIIIe et XVIIe arrondissements. (54 *bis*, rue Boursault.) (1)

L'Association dite « Dispensaire antituberculeux des VIIIe et XVIIe arrondissements » a pour but de fournir aux indigents domiciliés dans ces arrondissements et atteints

(1) D'après les documents qui nous ont été transmis par M. Lalance, président de l'Œuvre.

de tuberculose les soins médicaux gratuits, de leur donner des conseils d'hygiène, de leur fournir, si nécessaire, un supplément d'alimentation et de les suivre jusqu'à complète guérison. Sa durée est fixée à 30 ans. Elle a son siège à Paris, 54 *bis*, rue Boursault, et se compose de membres titulaires (cotisation annuelle d'au moins 10fr.), fondateurs (souscription annuelle d'au moins 100 fr.) et donateurs (souscription annuelle d'au moins 500 fr.). Les dames y sont admises au même titre que les hommes et avec les mêmes droits.

Dès le commencement de l'année 1902, un groupe de personnes habitant les VIIIe et XVIIe arrondissements décidèrent de créer un établissement similaire à celui qu'avait fondé, à Lille, le professeur Calmette. Elles déposèrent leurs statuts et firent les publications légales le 17 avril 1902.

Les fondateurs trouvèrent, rue Boursault, un terrain de 226 mètres carrés qu'ils louèrent pour 3, 6 ou 9 ans avec promesse de vente. Ils y firent édifier une construction à un étage sur rez-de-chaussée, disposée de façon à pouvoir être surbâtie et répondant à toutes les règles de l'hygiène moderne.

Ce dispensaire a été ouvert le 16 mars 1903. Son but principal est de s'occuper des tuberculeux des deux arrondissements cités : 1° En conseillant et surveillant les malades déjà fortement atteints ; 2° En retirant les enfants des milieux contaminés et contaminants pour les placer à la campagne si possible jusqu'à disparition de tout danger ; 3° En procurant à certains malades en voie d'amélioration des logements salubres ; 4° En faisant désinfecter les linges et les logements ; 5° En envoyant dans les sanatoriums les individus susceptibles de guérison ; 6° En signalant les logements insalubres pour faire intervenir l'autorité compétente.

Le dispensaire reçoit tous les malades nécessiteux atteints de toux, bronchite, etc. S'ils ne sont point tuberculeux ils s'en vont après l'examen médical, s'ils le sont ils passent sous la tutelle du dispensaire.

En 1904, le dispensaire a placé dans le Loiret, 36 enfants, 17 filles et 19 garçons. Leur moyenne de séjour a été de 4 mois et les résultats obtenus furent excellents.

Le changement de logements insalubres de certains malades en voie de guérison, avec participation aux frais de loyer, œuvre entreprise seulement vers le milieu de 1904, s'est appliqué déjà à 5 familles.

Pendant l'année 1904, il s'est présenté 943 consultants dont 692 ont été reconnus tuberculeux et soignés, 13 hommes et 1 femme ont été envoyés dans des sanatoriums. Il a été distribué aux malades 8000 litres de lait, 15000 œufs, 500 flacons de poudre de viande, de l'huile de foie de morue, etc., etc.

Depuis le 16 mars 1903, date d'ouverture, jusqu'au 31 décembre 1904, il s'est présenté au dispensaire 1637 personnes dont 1092 ont été reconnues tuberculeuses. Le plus grand nombre se composait d'ailleurs de malades déjà très avancés et dans de très mauvaises conditions. Les résultats obtenus n'en ont pas moins été des plus encourageants.

COMITÉ DE PATRONAGE MÉDICAL

MM. les professeurs Brouardel, Calmette, Landouzy; MM. les docteurs Legrain, Letulle, Mosny, Léon Petit, Sersiron.

CONSEIL D'ADMINISTRATION

Président : M. Aug. Lalance; *Vice-Président* : M. Ch. Schwartz; *Secrétaire* : M. le Dr Weisgerber; *Trésorier* : M. E. Trapp; *Membres* : MM. Raoul Bompard; E. Clairin; J. Cosnard; Henri Le Roux; Dr L. Séailles; Eug. Seligmann; E. Sohier; A. Tachard; Ferrand.

Directeur médical : M. le Dr *Séailles*.

Médecins traitants : MM. les Drs Attias, Grossard, Lévy, Marevery, Mendel, Monod, Palle, Pucciarelli, Weill.

Bactériologiste : M. le Dr Pelhisot.

Consultations tous les jours, le matin à 8 heures 1/2 et le soir à 8 heures 1/2 (sauf le dimanche soir).

XIXe ARRONDISSEMENT

Dispensaire de la rue de l'Argonne. (N° 26 *bis.*)

Créé par l'Œuvre des tuberculeux adultes (cf. livre III), ce dispensaire, qui fonctionne depuis le 4 novembre 1904, reçoit environ 50 malades par séance.

Les consultations y sont données le lundi, mercredi et vendredi de 4 à 7 heures, par M. le Dr *Taubé.*

XXe ARRONDISSEMENT

A. Le Dispensaire antituberculeux de la Ville de Paris : Dispensaire municipal Jouye-Taniès.

Le dispensaire Jouye-Taniès est en fonctionnement depuis plus d'un an dans le 20e arrondissement à Ménilmontant, au milieu d'une des populations les plus ravagées par la tuberculose.

Il occupe 800 mètres carrés dans l'angle aigu formé par la réunion de la rue Stendhal à la rue des Pyrénées.

L'immeuble ne comprend qu'un étage consacré au public et recouvert de terrasses plantées. Les enfants qui viennent au dispensaire soit comme malades, soit amenés par leurs parents en traitement trouvent, grâce à ces terrasses, des espaces libres et surveillés où ils peuvent se livrer à leurs ébats sans courir le moindre danger.

Le dispensaire comprend, outre les salles d'attente et de déshabillage, outre le cabinet de consultation, une chambre de radiographie, un réfectoire, des cabines de bains et de bains douches.

L'enquête médicale étant établie conformément aux

données habituelles, le malade reconnu curable et accepté par le dispensaire devient un « pensionnaire temporaire » qui chaque jour durant 3 semaines reçoit un repas composé de :

Viande crue de bœuf, 100 grammes et plus ; — 1 œuf frais ; — Bouillon de bœuf ou de légumes ; — 1 plat de légumes ; — Pain à discrétion.

Au sortir du réfectoire le malade a droit au séjour prolongé dans la salle de repos qui pour les hommes prend jour dans la rue des Pyrénées et pour les femmes sur la rue Stendhal.

La cure de repos s'y fait à l'air dans les meilleures conditions possibles.

Au sous-sol se trouvent la cuisine, la salle de chauffe et la buanderie destinée à la désinfection des linges ayant servi aux malades.

Chaque malade reçoit un crachoir de poche et deux fiches explicatives lui enseignant : l'une la façon dont on contracte la tuberculose et comment l'on peut s'en préserver; l'autre les moyens hygiéniques grâce auxquels on guérit de la tuberculose.

Un enquêteur joue au dispensaire Jouye-Taniès le même rôle qu'au dispensaire Calmette.

En 11 mois, à la date du 1er août 1905, le dispensaire Jouye-Taniès avait donné 3616 consultations à des malades venus pour la première fois. Des crachoirs de poche ont été délivrés à 1129 de ces malades, 96 enquêtes ont été faites à domicile dans les familles et la désinfection des logis contaminés a été demandée au service des étuves municipales.

Sur 256 malades admis en cure au dispensaire, 123 femmes et 133 hommes ont été suivis d'une manière régulière.

Les résultats de la cure hygiénique ont été les suivants : pour 200 malades ayant cessé leur cure au dispensaire :

Etat aggravé	3
Etat stationnaire	32
Amélioration	82
Guérison apparente.	83
Total	200

Le prix de revient de la cure du malade remis en état de travailler (guérison apparente) est de 365 francs.

B. Dispensaire des Tourelles.

6, *passage des Tourelles.*

Consultations le lundi et le jeudi matin de 10 heures à midi.

BANLIEUE PARISIENNE

(Département de la Seine.)

SAINT-OUEN

Dispensaire de Saint-Ouen. (21, Rue du Progrès.)

Fondé par la Société des dispensaires antituberculeux de la banlieue parisienne.

DEUXIÈME PARTIE

PROVINCE

AGEN (LOT-ET-GARONNE)

Dispensaire d'Agen.

Ouvert en 1904, il comprend des salles de consultation, de bactériologie, d'inhalation, de radiologie et d'électrothérapie.

Seuls les ouvriers syndiqués de la Bourse du travail peuvent y recevoir des soins. Les consultations ont lieu deux fois par semaine, le lundi et le vendredi.

Le traitement consiste en distribution de viande de cheval, de bons de lait, de solutions de créosote et de tannin à haute dose suivant la méthode d'Arthaud, et en inhalations.

Environ 25 malades viennent tous les soirs y suivre leur traitement.

Médecin en chef : M. le Dr *Renoux*.

AUTUN (SAONE-ET-LOIRE)

Dispensaire d'Autun.

Boulevard Mazagran.

Cf : Comité autunois de défense contre la tuberculose, livre III.

BERCK-SUR-MER (PAS-DE-CALAIS)

Dispensaire de l'hôpital Rothschild.

Le Dr *Henri de Rothschild* a fondé en 1892 un dispensaire, annexé à l'hôpital et où viennent se faire soigner gratuitement les enfants de la ville et de la région.

Directrice : Mlle *Maigne.* Médecin : M. le Dr *Calot.*

BORDEAUX (GIRONDE)

Dispensaire de Bordeaux [1].

Rue François-de-Sourdis.

En 1903, le Dr *Dupeux* prit l'initiative de la création à Bordeaux d'un premier dispensaire antituberculeux.

Une souscription publique fut ouverte, et la ville de Bordeaux céda pour 20 ans, moyennant un loyer annuel de 1 franc, le terrain sur lequel il fut construit. L'inauguration eut lieu le 29 décembre 1903.

Depuis février 1904, *des consultations sont données au dispensaire, deux fois par semaine, par le Dr Gentès.*

Ce premier établissement, qui doit être suivi de deux autres, réalise à peu près le type Calmette, à cette différence près que la désinfection du linge n'y est pas encore pratiquée, faute de ressources suffisantes.

Il n'est pas fourni de médicaments, et le médecin ne fait pas d'ordonnances. Les malades restent ainsi soumis aux soins et à la surveillance du médecin du bureau de bienfaisance, dont la plupart font partie.

L'œuvre se charge de l'assistance alimentaire du tuberculeux (distribution hebdomadaire de viande de bœuf et de cheval, de lait, d'œufs, etc.), et exceptionnellement des secours de loyer sont accordés aux plus nécessiteux ou à ceux pour lesquels un changement d'habitation est reconnu nécessaire.

Des crachoirs de poche et de nuit sont distribués large-

(1) D'après les documents contenus dans la brochure publiée par *L'Œuvre des dispensaires de Bordeaux*, Bordeaux, 1905, in-8. Cf. aussi la *Lutte antituberculeuse* du 15 mai 1904.

ment avec du lysol (il a été distribué déjà 1781 crachoirs).

Du 1er juillet 1904 au 30 juin 1905, il a été examiné 274 hommes (dont 69 reconnus tuberculeux, parmi lesquels 9 enfants au-dessous de 15 ans) et 312 femmes (75 reconnues tuberculeuses, dont 13 enfants de moins de 15 ans). Le chiffre des malades assistés a été de 135 (hommes : 60; femmes : 75).

Le tableau suivant montre la répartition des malades, suivant le degré et l'évolution de leur affection :

HOMMES					FEMMES				
	Morts.	Améliorés.	Stationnaires.	Aggravés.		Mortes.	Améliorées.	Stationnaires.	Aggravées.
1er degré. 6	0	6	»	»	1er degré. 19	0	11	8	»
2e degré. 42	8	12	19	3	2e degré. 44	6	3	24	11
3e degré. 12	10	»	2	»	3e degré. 12	7	»	3	2
Totaux. 60	18	18	21	3	Totaux. 75	13	14	35	13

Il n'y est pas question de guérisons, bien que chez certains malades tout signe de tuberculose ait disparu, parce que la durée de la période d'observation a semblé trop courte encore.

Tous les efforts de l'œuvre se portent à réaliser par la parole, l'écrit et l'action, une prophylaxie aussi parfaite et effective que possible. (En particulier, il est veillé à la désinfection du logement après décès d'un malade; les membres de la famille d'un malade sont examinés médicalement, etc.)

Les recettes totales depuis l'origine ont atteint plus de 35 000 francs (donation Cruse, subvention du Conseil municipal, etc.).

CONSEIL D'ADMINISTRATION

Président : Dr Dupeux; *vice-présidents* : Drs Gautier et

H. Lamarque; *secrétaire général* ; Dr Gacon; *secrétaire adjoint* : Dr de Coquet; *trésorier général* : Dr Audoin; *trésorier adjoint* : Dr Dumur; *membres du conseil* : Drs Ferré, Juché, Buars, Bouche; *membre du conseil et médecin consultant* : Dr Gentès.

Sous la direction du Dr *Dupeux* s'est fondé aussi à Bordeaux et fonctionne depuis le 31 mai 1901 un service municipal et gratuit d'examen bactériologique des crachats et liquides provenant des personnes suspectes de tuberculose.

BRIVES (CORRÈZE)

Dispensaire de Brives.

Dirigé par les sœurs de Notre-Dame-Auxiliatrice. Soigne gratuitement les malades indigents.

DIJON (COTE-D'OR)

Œuvre du dispensaire antituberculeux de Dijon [1].

16, *rue Vaillant.*

Ce dispensaire fonctionne depuis le 1er septembre 1903, et *des consultations sont données tous les vendredis soir à 8 heures* 1/4, dans les locaux du dispensaire municipal, mis à cet effet à la disposition de l'œuvre par la municipalité.

Les malades jugés curables sont instruits et soignés par tous les moyens usuels, et les plus nécessiteux sont secourus en nature et même en argent. Un comité de *dames*

[1] D'après les documents consignés dans le rapport présenté au *Congrès international de la tuberculose* de 1905 par le Dr J. Sotty, secrétaire général de l'Œuvre.

visiteuses s'est constitué et va voir à domicile les familles dignes d'intérêt. Certains tuberculeux sont envoyés et maintenus à la campagne pour un et même plusieurs mois.

Les incurables sont soignés et isolés dans la mesure du possible, l'hospitalisation leur est conseillée et facilitée.

Les pré-tuberculeux sont l'objet d'une attention spéciale (conseils, soins, envoi en colonies de vacances, etc.), et l'on constate déjà, à Dijon, les résultats favorables de la campagne entreprise dans ce but prophylactique.

L'amélioration des logements ouvriers, encore très défectueux dans la région, serait aussi bien désirable, mais dépasse encore les ressources de l'Œuvre.

Parmi les personnes qui se sont présentées à la consultation depuis le 1er septembre 1903 jusqu'au 31 août 1905, 317 ont été reconnues cliniquement atteintes ou suspectes de tuberculose. Malheureusement, l'insuffisance de l'installation et des ressources n'ont pas permis jusqu'à présent de pratiquer l'examen bactériologique.

Sur ces 317 malades, 273 étaient atteints de tuberculose pulmonaire et 110 de ceux-ci n'ont été vus qu'une fois.

Le tableau suivant donne la répartition par période et l'évolution de l'affection chez les tuberculeux pulmonaires.

	1re PÉRIODE.	2e PÉRIODE.	3e PÉRIODE.	TOTAUX.
Jamais revenus	88	20	2	110
Guérisons :				
1° Disposition des signes d'auscultation	4	2	»	6
2° Persistance de quelques signes	9	1	»	10
Améliorations (avec ou sans atténuation des signes)	37	3	2	42
Stationnaires	28	8	5	41
Aggravations	5	12	1	18
Décès	6	23	17	46
Totaux	177	69	27	273

COMITÉ DE L'ŒUVRE

Président : Dr Deroye, directeur de l'École de Médecine; *vice-président* : Dr M. Dubord, médecin de l'hôpital, professeur à l'École de Médecine ; *trésorier* : M. G. Chevignard ; *secrétaire administratif* : M. L. Garot ; *secrétaire général* : Dr J. Sotty.

Les ressources du dispensaire proviennent de dons, cotisations, etc. Elles se sont élevées en 1904 à près de 9000 francs, tandis que les dépenses atteignaient à peu près le même chiffre.

LAVAL (MAYENNE)

Dispensaire antituberculeux de Laval.

Une consultation gratuite organisée à l'Hôtel-Dieu le dimanche matin, grâce à la Ligue contre la tuberculose du département de la Mayenne (cf. : livre III), fonctionne comme un dispensaire et en remplit les indications principales.

LE HAVRE (SEINE-INFÉRIEURE)

Dispensaire Brouardel.

16, *rue Haudry.*

Inauguré à la fin de 1905, ce dispensaire est dû aux efforts de la Ligue havraise contre la tuberculose, et à l'initiative du Dr *Frottier.*

Il se compose d'un bâtiment élevé de deux étages.

Au rez-de-chaussée sont installés : le bureau de l'enquête, la salle d'attente et le cabinet du docteur. Ce cabinet n'a, pour tout ameublement que trois ou quatre chaises et une table recouverte d'une plaque de lave pour l'examen microscopique des expectorations.

Au premier étage se trouvent le logement de l'enquêteur et le vestiaire, qui prête le linge aux malades qui en sont dépourvus.

Dans la cour, un second bâtiment, sorte de grand hangard, est édifié. C'est dans ce bâtiment qu'est installée la buanderie, comprenant deux cuves à lysol, une cuve à lessive, une lessiveuse désinfectueuse, une essoreuse et un séchoir.

Un générateur à vapeur fournit la force motrice et le chauffage.

LILLE (NORD)

Dispensaire Emile Roux.

Fondé par le professeur Calmette et ouvert en février 1901, ce dispensaire a été le premier de ce genre établi en France. « Il représente bien l'un des instruments de lutte les plus simples, les plus économiques et les plus efficaces en même temps qu'on puisse imaginer ». En effet, il ne se contente plus de donner à ses malades des conseils d'hygiène, des aliments, des vêtements, et de blanchir leur linge. Il assainit leur logement et, quand il le faut, autant que ses ressources le lui permettent, il paie leurs loyers.

En 1904, on y a aménagé, à côté de la buanderie, deux cabines de bains-douches à eau chaude, et le dispensaire sera bientôt en mesure d'envoyer dans la campagne, en pleine forêt, dans des petites maisons parfaitement salubres, construites tout exprès, la famille tout entière de ceux qui seront supposés les plus curables.

A cela s'ajoutera le placement familial des enfants et, pour ceux de ces derniers qui seraient le plus exposés à la contagion, l'envoi à Zuydcoote, près Dunkerque, dans le Sanatorium marin que M. Georges Vancauwenberghe achève d'édifier.

De février 1901 à janvier 1905 le nombre global des consultants a été de 2057, sur lesquels 1033 ont été reconnus tuberculeux.

Nous donnons ici la statistique des tuberculeux assistés dans l'année 1903.

STATISTIQUE

Note. — Ne sont comptés parmi les assistés que ceux ayant été suivis pendant une durée minimum de trois mois, soit 152 malades.

a. *Durée moyenne de l'assistance* : Six mois par malade.

b. *Situation de poids* des malades assistés.

Accroissement : nombre, 51.
— moyenne, 3 kil. 450.
— maximum, 7 kilogrammes.
Stationnaire : nombre, 38.
Diminution : nombre, 63.
— moyenne, 2 kil. 530.
— maximum, 9 kilogrammes.

c. *État des assistés :*

NOMBRE DES ASSISTÉS PRÉSENTANT		NOMBRE DES ASSISTÉS PRÉSENTANT LES RÉSULTATS CI-DESSOUS A LEUR SORTIE							
Les degrés suivants.	A leur entrée.	Améliorés.	p. 100.	Stationnaires.	p. 100.	Aggravés.	p. 100.	Morts.	p. 100.
1	32	7	21.87	12	37.50	4	12.50	9	28.12
2	99	19	19.19	24	24.24	21	21.21	35	35.85
3	21	1	4.76	3	14.28	5	23.80	12	57.14
Total.	152	27	17.76	39	25.65	30	19.73	56	36.84

Pour la façon dont s'exécute cette assistance fort complexe, réalisée d'une façon souvent nouvelle et toujours ingénieuse, nous renvoyons aux rapports annuels publiés sur le dispensaire Émile Roux par le Dr Calmette, le Dr Verhaeghe et N. Wœhrel, rapports indispensables à quiconque veut étudier en détail la question des dispensaires antituberculeux.

Pour donner une idée de l'extension croissante et de l'importance de cette fondation, nous reproduisons seulement ici les chiffres globaux de son budget d'assistance :

Années.	Familles assistées.	Prix global de l'assistance.
1901	127	9 733,40 fr.
1902	178	16 296,30
1903	347	26 088,75
1904	287	21 907,10
4 années.	939	74 025,55 fr.

Le personnel médical se compose d'un médecin directeur et de 3 assistants. Les consultations ont lieu tous les jours de la semaine, de 5 à 6 heures du soir et les dimanches de 9 à 10 heures du matin, à l'exception des jours fériés. Les personnes dénuées de ressources et habitant Lille ou ses faubourgs immédiats y sont seules admises.

LYON (RHÔNE)

A. Dispensaire général (1).

24, rue Molière.

Depuis 1903, cette institution, dont l'origine remonte à l'année 1818, a adjoint à ses divers services une consultation spéciale pour les tuberculeux.

(1) Cf. *Bulletin médical et administratif du dispensaire général de Lyon.*

Cette consultation a lieu tous les mercredis soir à 8 heures, sous la direction du Dr *Levrat*.

B. Dispensaire spécial (13, place de la Trinité).

Donne des soins et des médicaments gratuits aux malades indigents.

MARSEILLE

Dispensaire antituberculeux de Marseille.

Cf. : Œuvre antituberculeuse de Marseille, livre III.

NANTES (LOIRE-INFÉRIEURE)

Le taux moyen de la mortalité par tuberculose à Nantes s'est élevé, de 1895 à 1905. à 19,2 pour 100 des décès généraux, chiffre considérable et qui figure parmi les plus élevés de toutes les villes françaises. De plus, ce taux semble présenter, surtout dans les quartiers pauvres et ouvriers, une tendance à l'accroissement.

Justement préoccupées de ce danger menaçant, plusieurs personnalités médicales et philanthropiques de Nantes ont cherché à y remédier, et c'est ainsi qu'ont été créés successivement : un premier dispensaire antituberculeux pour la ville de Nantes, dû aux efforts du Dr Chachereau, puis un second dispensaire pour le 6e canton de Nantes et la ville de Chantenay, érigé grâce aux efforts de la Ligue antituberculeuse de la Loire-Inférieure.

A. Dispensaire antituberculeux de Nantes [1]. (Dispensaire Durand-Gasselin.)

[6, *rue Jean-V.*

Créé le 28 mai 1901 par le Dr *Chachereau*, il put être inauguré 3 jours après, le 1er juin 1901, grâce à la protection et aux libéralités de M. *Durand Gasselin.*

D'abord installé dans une salle du Bureau d'hygiène à l'hôtel de ville, puis au 1er étage d'un immeuble de la rue Voltaire, enfin dans la conciergerie du Musée d'archéologie, le dispensaire occupe maintenant d'une façon définitive un petit hôtel de la rue Jean-V, construit sur les plans de l'architecte, M. R. Ménard.

Il se compose essentiellement d'un rez-de-chaussée surélevé sur des caves-magasins largement aérées et comprenant une très vaste salle d'attente, deux cabinets médicaux avec déshabilloirs, un laboratoire, une pièce de service et toutes les pièces de propreté nécessaires.

Pour faire bénéficier plus complètement les consultants de leur visite au dispensaire, on a pensé à utiliser les combles du bâtiment comme galeries de cure d'air. La toiture de tuiles rouges abrite ces galeries ouvertes à toutes les orientations, aérées par un lanterneau vitré et protégées par une voûte en asbestic contre les variations de température.

Une buanderie modèle qui fonctionnera prochainement est annexée au dispensaire.

Les consultations ont lieu en semaine toutes les après-midi à 2 heures et le dimanche matin à 8 heures. Un simple avis dans les journaux a suffi à attirer une nombreuse clientèle d'indigents.

Le dispensaire se préoccupe pour ses assistés :

(1) D'après les *Rapports sur le fonctionnement du dispensaire antituberculeux* par le Dr Bécigneul, Nantes, imprimerie Guist'han, 1904 et 1905. Cf. aussi *Comptes rendus du Congrès de Londres* et *Gaz. méd. de Nantes*, 1902, p. 102.

1° *De l'hygiène de la maison* : en faisant blanchir les locaux à la chaux, au moins une fois par an, et chaque fois qu'ils prennent possession d'un nouveau logement; en faisant laver et désinfecter le sol des logements une fois par semaine; en faisant accepter par les assistés la désinfection publique; en faisant désinfecter les locaux et tous les objets (linge, literie, etc.), contaminés chaque fois qu'un malade meurt ou quitte sa famille; en prenant des mesures pour que, chaque fois qu'un malade change de logement, le local abandonné soit désinfecté avant l'installation d'un nouvel occupant; en facilitant, pour les familles des malades, la propreté des intérieurs et en surveillant, par des visites à domicile, la tenue des ménages; en facilitant le changement de résidence à ceux qui occupent des habitations insalubres, etc., etc.;

2° *De l'hygiène individuelle des malades* par tous les moyens généralement usités (distribution de bons d'aliments, et en particulier de viande de cheval; usage des bains-douches; buanderie; secours de charbon, etc., etc.);

3° *De l'hygiène et de la protection des familles* (enseignement écrit et oral, distribution de crachoirs et de serpillières, secours en nature aux familles les plus indigentes; don de lits pour obtenir que les malades couchent seuls, etc.);

4° De l'assistance aux mères et aux nourrissons par la création d'une mutualité maternelle fondée en mars 1903 et annexée au dispensaire.

Enfin l'Œuvre a voulu faire profiter ses malades de la cure d'air, d'abord chez eux (fenêtre ouverte jour et nuit, etc.), puis au dehors, dans la journée, pour ceux qui ne travaillent pas, sous forme d'une sorte de « Sanatorium de jour ». Inauguré le 23 juin 1902, ce Sanatorium n'est ouvert que du 1er juin au 30 septembre. Il est situé dans une propriété particulière à Doulon. Construit tout en bois, il comprend un rez-de-chaussée (salle à manger, cuisine, salle du médecin, lavabos et annexes), et un 1er étage qui sert de galerie de cure et est garni de 50 chaises longues. Cet établissement est placé sous la surveillance d'une religieuse directrice assistée d'une cuisinière. Les malades y sent nourris dans la journée et une réglementation appropriée régit l'emploi de leur temps. Leurs frais de tramway pour venir à la cure d'air sont payés sur le budget spécial de celle-ci.

Pendant le temps de fermeture de ce Sanatorium, la cure se poursuit dans les galeries installées au-dessus du dispensaire lui-même.

Pour les malades, et en particulier les enfants atteints de tuberculoses diverses, non pulmonaires, l'Œuvre souscrit à 7 lits en permanence à l'hôpital de Pen-Bron (cf. p. 24), et utilise les ressources des colonies scolaires de vacances et autres institutions charitables.

La surveillance et la discipline des malades assistés est réalisée par des visites à domicile(cf. le rapport à ce sujet du Dr Forgues, chargé des visites de contrôle hygiénique du dispensaire).

Du 1er juin 1901 au 31 décembre 1903, 3136 malades furent examinés au dispensaire; 1539 d'entre eux étaient atteints de tuberculose, dont 1023 de lésions pulmonaires presque toujours très avancées; de ces derniers 804 ont été admis au dispensaire, ainsi que 80 de ceux atteints d'autres formes de tuberculose.

Les malades inscrits sont munis de cartes personnelles portant la date des jours où ils doivent se présenter pour toucher leurs bons de secours, etc. Ils doivent ainsi venir chacun 3 fois par mois.

Du 1er janvier 1904 au 1er janvier 1905, il s'est présenté 969 malades. 571 étaient tuberculeux, dont 356 avec lésions pulmonaires. De tous ces malades, 303 ont été admis au dispensaire qui a secouru ainsi en 1904, avec les malades anciens, un total de 612 malades (291 hommes, 241 femmes, 78 enfants), et a envoyé 13 jeunes filles au Sanatorium du Pé-au-Midy (cf. p. 23).

Il a été distribué en 1904 : 7274 kilogrammes de viande (dont 7137 de viande de cheval), 9238 douzaines d'œufs, 1673 litres de lait, 700 kilogrammes de charbon, etc., etc.

Le dispensaire a donc assisté, depuis sa fondation jusqu'en 1905, un total de 1187 malades. Il s'est produit parmi ceux-ci 312 décès. Nombre de malades ont vu leur état s'améliorer notablement ou souvent rester stationnaire, au lieu de s'aggraver; enfin quelques-uns semblent avoir obtenu une guérison complète.

CONSEIL D'ADMINISTRATION ET SERVICE MÉDICAL

Président : M. H. Durand-Gasselin; *trésorier* : M. Deltheil; *médecin directeur* : Dr Bécigneul.

Dr *Grognot* : consultations; Dr *Villard* : bactériologie; Dr *Fargues* : visites de contrôle hygiéniques; Dr *Polo* : laryngologie; Dr *Lemoine* : laryngologie.

B. Dispensaire de l'Œuvre antituberculeuse de la Loire-Inférieure (1).

73, *boulevard Saint-Aignan.*

Le conseil de l'Œuvre antituberculeuse de la Loire-Inférieure décida en 1904 la création d'un dispensaire antituberculeux spécialement destiné aux habitants du 6e canton de Nantes et de la commune de Chantenay, plus spécialement éprouvés par les ravages de la tuberculose, et cet établissement fut ouvert le 1er novembre de la même année.

Les consultations ont lieu au dispensaire tous les matins, à 10 heures en semaine, à 8 heures le dimanche; elles sont données alternativement par chacun des deux médecins attachés au dispensaire (Dr Bertin fils : lundi, mercredi, vendredi; Dr Grimand fils : mardi, jeudi, samedi).

Le traitement, l'assistance et la prophylaxie sont réalisés dans les meilleures conditions possibles et par les moyens les plus avantageux généralement employés.

Du 1er juin 1904 au 30 avril 1905, il s'est présenté au

(1) Cf. la brochure sur ce dispensaire, éditée par l'Œuvre antituberculeuse de la Loire-Inférieure, 5, rue Boileau, Nantes, 1905. Cf. aussi notre article sur cette Œuvre, livre III.

dispensaire 1630 malades, dont 242 ont été reconnus tuberculeux et dont 196, malades ou prédisposés (105 hommes et 91 femmes) ont été admis.

46 consultations ont été données à des malades non indigents qui ne pouvaient pas, par conséquent, être assistés, mais ont reçu des conseils.

Nombre de sujets ont présenté une amélioration, mais le dispensaire fonctionne depuis trop peu de temps encore pour qu'une statistique probante soit possible.

Des visites à domicile, des désinfections, des examens bactériologiques ont complété le rôle de l'Œuvre.

NICE (ALPES-MARITIMES)

Dispensaire antituberculeux de Nice [1]

10, rue Auguste-Raynaud.

Cet établissement, qui fonctionne depuis le 4 novembre 1902, est situé en plein centre ouvrier. Il comprend : une salle d'attente, un cabinet de consultations, une salle de distribution de médicaments et d'aliments, un vestiaire, un laboratoire et une salle pour le conseil d'administration et les médecins. Le fonctionnement en est assuré, sous le contrôle d'un conseil d'administration, par un comité médical comprenant :

MM. les docteurs : *Pégurier*, directeur et fondateur ; *Durandeau* et *Gilli*, médecins-adjoints ; *Mignon*, laryngologiste.

Le dispensaire de Nice poursuit un double but : prophylactique et thérapeutique.

Une fois admis aux consultations, le malade ou le suspect est régulièrement examiné (en principe, une fois par semaine). A chaque visite, on note sur une feuille d'obser-

(1) D'après les documents qui nous ont été fournis par M. le Dr Pégurier, médecin en chef du dispensaire.

vations les modifications survenues, le poids, le traitement ordonné et une fois par mois, le résultat de l'analyse bactériologique.

Les malades reçoivent gratuitement les médicaments nécessaires, surtout des « remèdes-aliments », tels que lécithines, poudres de viande, etc., destinés à compléter les distributions encore insuffisantes de secours alimentaires proprement dits. Un certain nombre d'admis ont reçu du linge, des vêtements, des objets de literie et même des lits complets.

Le dispensaire poursuit en outre son rôle prophylactique : *a*) par la recherche et le dépistage des suspects dans les ateliers, les usines et les milieux ouvriers, grâce à l'intermédiaire d'un enquêteur expérimenté ; *b*) par l'éducation hygiénique du malade ou de sa famille, au moyen de brochures ou d'imprimés qui sont lus et commentés ; *c*) par la distribution gratuite de crachoirs de poche et d'antiseptiques (lysol à 2 pour 100) ; *d*) par la tenue d'un « casier sanitaire » des habitations et des appartements contaminés ; *e*) par l'enquête que pratique l'enquêteur au domicile des malades et par le rapport très circonstancié que cet agent fournit aux médecins du dispensaire ; *f*) par l'isolement relatif du malade quand cela est possible, et surtout par l'éloignement des enfants ; *g*) par la désinfection systématique de tout appartement où un tuberculeux vient de mourir, ainsi que du linge, de la literie et des vêtements lui ayant appartenu et par la désinfection pratiquée de temps à autre en cours de maladie ; *h*) par l'instruction générale du public au moyen de brochures de propagande et de conférences faites par les médecins du dispensaire.

Du 4 novembre 1902 au 31 août 1903, le chiffre des consultations données au dispensaire de Nice a été de 1548. Il s'est élevé à 1754 du 1er septembre 1903 au 1er août 1904 et à 1741 du 1er septembre 1904 au 1er juillet 1905, soit au total, en deux ans et demi, 5043 consultations sur un ensemble de 1170 indigents, parmi lesquels seuls les tuberculeux ont été retenus.

Les ressources du dispensaire proviennent d'une subvention municipale annuelle, de souscriptions, dons, etc... De plus, le dispensaire a établi une entente avec le bureau municipal d'hygiène, le bureau de bienfaisance, etc. Les médecins ne reçoivent aucune allocation. Enfin, pour compléter l'action du dispensaire, une Œuvre nouvelle : « Ligue des femmes de la Riviera française contre la tuberculose » (cf. livre III) s'est fondée.

POITIERS (VIENNE)

Dispensaire antituberculeux de Poitiers.

Grâce aux efforts de la Ligue de défense contre la tuberculose dans le département de la Vienne, s'ouvrait en 1902, à Poitiers, rue Sylvain-Drault, un dispensaire antituberculeux dans les locaux annexes de la communauté des Sœurs de la Miséricorde.

Ces locaux, comprenant une salle d'attente, une salle de consultation, une salle de pharmacie, ont été mis gratuitement à la disposition de l'Œuvre.

Deux médecins, membres du Comité de la Ligue, donnent des consultations hebdomadaires aux malades ; ceux-ci reçoivent au dispensaire des crachoirs individuels et des instructions sur les soins d'hygiène qu'ils doivent observer.

Sous la direction d'un médecin, deux sœurs hospitalières délivrent aux malades de la viande crue, des œufs, du lait, quelques médicaments, et pratiquent des injections de cacodylate de soude; des inhalations de formol sont ordonnées dans certains cas.

Le dispensaire n'est ouvert qu'aux malades nécessiteux. Reconnu tuberculeux ou suspect de tuberculose, le malade reçoit une carte d'inscription qui lui permet de suivre au dispensaire le régime et le traitement prescrits.

Les chiffres suivants communiqués par M. Coussy, président de la Ligue, indiquent le mouvement du dispensaire.

En 1904, il y a eu 160 consultations gratuites, 45 malades ont été traités et 13 suralimentés quotidiennement.

Les dépenses totales du dispensaire s'élèvent à 1200 francs environ par an.

REIMS (MARNE)

Dispensaire Calmette.

7, *rue Jacquart.*

Ouvert en janvier 1902, il comporte des salles d'attente et un cabinet de consultations. Un petit jardin précède l'établissement, l'isole des habitations voisines et donne aux malades les avantages du plein air pendant les beaux jours.

En fait d'assistance, il est alloué aux malades pendant l'hiver, 50 grammes de viande crue préparée qui est consommée sur place. Il a été distribué du 6 janvier 1902 au 30 avril 1904, 329 kilogrammes de viande crue. Grâce à une entente avec le bureau de bienfaisance, il est distribué des bons de lait en toute saison. Une solution désinfectante (lysol 2 pour 100) est fournie aux malades pour la désinfection de leurs crachoirs, linges, etc.

Les examens, le traitement, les renseignements obtenus, etc., sont inscrits sur des dossiers spéciaux. Une « cure d'air » sera prochainement installée dans un jardin annexé au dispensaire, qui utilise déjà pour cet usage un terrain bien exposé et situé en dehors de la ville.

Le service médical est assuré à tour de rôle par dix médecins.

Du 6 janvier 1902 (date d'ouverture) au 31 octobre 1904, il s'est présenté en 714 journées, 1890 malades donnant une somme de 13511 présences. Sur ces 1890 malades, 488 seulement ont été retenus pour tuberculose, 292 en 1902, 117 en 1903, et 79 en 1904.

Il y a eu en 1904 moins de séances de consultations que pendant les années précédentes, mais si le total des consultants a été inférieur, la majorité d'entre eux se recueillait plus souvent parmi les tuberculeux du 1er et du 2me degré. Le tableau suivant donne la statistique complète de l'année 1904.

1904.		N'ont pas continué le traitement.	Affirmant un resultat complet.	Accusant une amélioration.	État stationnaire.	Ne laissant pas d'espoir.	Décédés.	Traitement trop récent.
1er degré. . .	37	6	1	16	7	3	1	3
2e degré . . .	31	2	1	7	6	8	5	2
3e degré . . .	11	»	»	1	1	3	4	2
Totaux . .	79	8	2	24	14	14	10	7

Le budget annuel des dépenses se monte à environ 18000 francs.

CONSEIL D'ADMINISTRATION

Président : M. Nouvion-Jacquet; *vice-président* : Dr G. Colleville ; *secrétaire* : Dr Lacoste.

SEMUR (COTE-D'OR)

Dispensaire de Semur.

Fondé par la Ligue semuroise contre la tuberculose (cf. livre III), il permet aux malades de se soigner et d'entrer gratuitement, dans certains cas, dans divers Sanatoriums.

TOULON (VAR)

Dispensaire antituberculeux de Toulon [1].

57, *rue Pomme-de-Pin.*

Créé, grâce à l'initiative du Dr Prat-Flottes, par la Ligue toulonnaise contre la tuberculose (cf. livre III), ce dispensaire, qui fonctionne depuis le 15 mai 1904 dans un local alloué par la municipalité, transformé et aménagé par la Ligue, a pour but de donner des consultations gratuites, de distribuer à domicile des secours de toutes sortes, d'assainir les logements ouvriers, de désinfecter et blanchir le linge contaminé, de faire l'éducation hygiénique des malades, de sélectionner les tuberculeux curables et de leur procurer tous les moyens possibles de guérison, de préserver enfin, dans la mesure du possible, l'individu et la famille de la contamination.

Dans la première année, le dispensaire a donné à 406 malades, dont 219 tuberculeux, 1728 consultations. 204 inscrits ont été assistés.

Les mesures prophylactiques ont consisté en visites domiciliaires, désinfections, distribution de crachoirs, d'antiseptiques, de brochures, etc.

L'assistance comprend : des secours en nature (œufs, viande, vêtements, etc.) et des secours pécuniaires (pour séjour à la campagne, abonnement aux tramways, etc.).

Les résultats ont été appréciables et les améliorations très fréquentes.

Le dispensaire est ouvert tous les jours de 10 heures à 12 heures 1/2 et de 5 à 7 heures; le dimanche de 8 à 10 heures du matin.

Service médical : directeur, M. le Dr *Prat-Flottes*; médecins consultants, MM. les Drs *Bouis*, *Féraldi*. *Boutin*; bactériologiste, M. *Hauer*.

[1] D'après les documents qui nous ont été communiqués par M. le Dr Prat-Flottes.

TOULOUSE (HAUTE-GARONNE)

Dispensaire antituberculeux de Toulouse.

Réservé aux enfants (cf. Œuvre de Saint-Bertrand-de-Comminges, livre III).

TOURS (INDRE-ET-LOIRE)

Dispensaire antituberculeux.

5, *rue de l'Alma.*

Organisé par la Ligue contre la tuberculose en Touraine (cf. livre III), ce dispensaire, qui distribue des secours en nature en même temps qu'il procure des soins médicaux, est de plus en plus suivi par les malades et donne actuellement une cinquantaine de consultations par jour.

Jours de consultations. — Service médical : Tous les jours, M. le Dr *Sabattier* à 9 heures; mercredi, M. le Dr *Ysambert* à 11 heures; jeudi, M. le Dr *Gillard* à 11 heures, et M. le Dr *Félix Baudouin* à 3 heures; lundi et vendredi, M. le Dr *Goubeau* à 4 heures; samedi, M. le Dr *Ysambert* à 11 heures.

Les mardi, jeudi, samedi, M. le Dr *Magnan* examine les malades à sa consultation (8, rue Descartes).

Chirurgien: M. le Dr *Chevé*, qui reçoit à sa consultation (14, rue de Buffon) les malades atteints d'affections chirurgicales.

CHAPITRE II

SANATORIUMS POPULAIRES

Le Sanatorium populaire est actuellement la plus ancienne comme la plus répandue et la mieux connue des mesures de défense contre la tuberculose. C'est un instrument prophylactique et thérapeutique de premier ordre à condition qu'il ne soit employé que pour des malades susceptibles d'en retirer un bénéfice au moins proportionné à la dépense représentée.

Nous ne pouvons, vu le cadre restreint de cet ouvrage, donner même un résumé des questions nombreuses et complexes que soulève l'étude de ses indications ou contre, indications, des détails techniques de son organisation et des résultats qui y sont obtenus, et nous nous contenterons de renvoyer pour plus de détails au travail publié par l'un de nous (Dr H. Dehau, *Le Sanatorium*, Paris, 1902), et aux ouvrages de Knopf, *Le Sanatorium*; Grillot, *Le Sanatorium français*, etc.

ANGICOURT, PAR LIANCOURT (OISE)

Sanatorium Villemin [1].

(Dépend de l'administration générale de l'Assistance publique.)

Nombre de lits : 148.

La construction d'un sanatorium populaire fut décidée

[1] D'après des documents dus à l'obligeance de M. le Dr Küss, médecin en chef du sanatorium Villemin, et d'après l'article de

par l'administration de l'Assistance publique en 1890 et le domaine d'Angicourt fut acheté en 1892. On comptait alors construire deux pavillons (un pour les hommes, un pour les femmes), disposés symétriquement par rapport aux services généraux; la dépense était évaluée à 2 000 000 de francs pour 300 lits. Vu l'insuffisance des fonds on se borna à édifier les services généraux et la moitié seulement d'un des pavillons. Les travaux, commencés à la fin de 1894, furent terminés trois ans plus tard; 75 lits auraient pu être occupés au printemps 1898. L'administration préféra poursuivre la réalisation du plan primitif et terminer tout au moins le premier pavillon avant d'ouvrir le sanatorium. Autorisée à prélever 500 000 francs sur le fonds de réserve affecté à la lutte contre la tuberculose, elle fit reprendre les travaux, et le pavillon des hommes, terminé en août 1900, recevait ses premiers malades le 26 octobre. Le prix de revient actuel du lit est d'environ 7800 francs. (Architecte, M. *Belouet.*)

Situé à 5 kilomètres des gares de Liancourt-Rantigny (ligne d'Amiens) et de Rieux-Angicourt (ligne de Compiègne), à environ une heure de chemin de fer de Paris, le sanatorium occupe l'extrémité S. d'un vaste plateau calcaire, et se trouve entouré de tous côtés par de grands espaces boisés inhabités, aussi l'air y est-il d'une pureté remarquable. Par contre, il est assez mal protégé contre le vent. « Le climat d'Angicourt exerce sur la majorité des malades une action reconstituante très nette, il convient parfaitement aux sujets types que l'on doit recevoir dans un sanatorium populaire... mais il n'est nullement adapté à la cure des tuberculeux avancés ou fragiles; pour ceux-là il n'est pas indifférent, il est nocif. » (Dr *G. Küss.*)

Le sanatorium se trouve au milieu d'un parc de 30 hectares, en grande partie couvert de sapins et clos de

M. A. Mesureur (*loc. cit.*, p. 35-47). On consultera aussi : Belouet, in *Revue d'hygiène*, Paris, Masson, 1901; Dr Küss, Rapports au conseil de surveillance; id., Résultats obtenus à Angicourt, in *Bull. méd.*, 1903; Dr Noir, Une visite à Angicourt, in *Progrès médical*, 1903.

toutes parts. Le pavillon des malades a la forme d'un trapèze ouvert au S.-E., et présente au rez-de-chaussée les salles de réunion, le service médical, les bains, les douches, les vestiaires et la galerie de cure. Le premier et le deuxième étage sont occupés par les chambres des malades, toutes disposées sur la façade méridionale et contenant de 1 à 8 lits. Le réfectoire des malades et les services généraux occupent des bâtiments séparés.

La direction et la durée de la cure, la surveillance alimentaire, disciplinaire et hygiénique, etc., appartiennent à un médecin en chef, résidant au sanatorium.

La direction matérielle et administrative est confiée, comme dans les hôpitaux de Paris, à un directeur qui relève de l'administration centrale.

On ne reçoit à Angicourt que des malades hommes, *habitant Paris*, *indigents* et âgés de plus de 16 ans.

Ceux qui désirent entrer au sanatorium doivent simplement adresser une demande au directeur général de l'Assistance publique, 3, avenue Victoria. L'administration procède dans la huitaine à une enquête. Si le malade est indigent et a son domicile de secours à Paris, le dossier est transmis au médecin en chef du sanatorium qui le convoque à une consultation à l'hôpital Lariboisière. Le malade est ensuite soumis, s'il y a lieu, à une commission d'admission se réunissant tous les mois et composée d'un membre du conseil de surveillance, de cinq médecins des hôpitaux, d'un délégué des bureaux de bienfaisance, du médecin en chef du sanatorium et d'un représentant de l'administration. Les malades acceptés par la commission, *en première ligne*, entrent à Angicourt quelques jours plus tard (s'il n'y a pas de lits vacants, le médecin en chef désigne immédiatement le nombre de sortants nécessaire). Les délais s'écoulant habituellement entre la demande et l'admission sont de trois à six semaines. Les malades acceptés par la commission en seconde ligne entrent au fur et à mesure qu'il se présente des places.

L'admission n'est rendue définitive qu'au bout d'une période d'observation d'un mois au sanatorium. Le médecin en chef classe alors les malades dans l'un des groupes suivants :

1° Malades en poussée aiguë ou subaiguë de tuberculose. 2° Malades présentant une complication grave. 3° Malades pour lesquels on ne peut espérer qu'une amélioration illusoire. 4° Malades non tuberculeux.	Ces malades ne sont pas gardés au sanatorium.

5° Malades auxquels la cure de sanatorium paraît devoir être très utile.

Pour ces derniers, en se plaçant au point de vue du bénéfice social à réaliser et de la réaptitude au travail, trois alternatives sont à considérer :

Le succès est probable, catégorie A.
— douteux, catégorie B.
— improbable, catégorie C.

Les malades classés A sont conservés au sanatorium, les malades classés B ou C ne le sont, en principe, que si le nombre de places est suffisant. Les malades classés A sont représentés par des tuberculeux atteints de formes scléreuses et par des sujets apyrétiques porteurs de tuberculoses ouvertes ou fermées au stade I ou au stade II de la division de Turban. Les malades B comprennent, soit des sujets au stade III de Turban, à tendances nettement favorables, soit des tuberculeux à lésions relativement peu étendues, dont le pronostic est aggravé par des éléments superposés de diverse nature. Les malades C sont tous ceux qui sont plus gravement touchés qu'au groupe B.

La durée du traitement n'est limitée par aucun règlement.

Les frais de séjour sont entièrement supportés par l'Assistance publique; le traitement est gratuit pour tous les malades et le sanatorium fournit, pendant la cure, les vêtements d'hiver et d'été, et le linge de corps. Les voyages d'arrivée et de départ sont payés par l'administration, enfin un budget spécial permet de secourir efficacement les familles des malades. Le prix de revient moyen de la journée de malade était en 1902 de 5 fr. 30 environ.

Le nombre total des malades admis jusqu'au 1er mai 1905, c'est-à-dire en 4 ans 1/2, a été de 1011.

Médecin en chef du sanatorium : M. le Dr *Küss*.

Directeur : M. *Monnier*.

BLIGNY, PAR BRIIS-SOUS-FORGES (SEINE-ET-OISE)

Sanatorium de Bligny [1].

Nombre de lits : 120.

L'Œuvre des sanatoriums populaires de Paris a construit à Bligny, non loin de la vallée de Chevreuse, un premier sanatorium de 120 lits réservé au traitement des tuberculeux indigents, hommes, de la région parisienne.

La construction fut commencée en 1901 et l'établissement ouvert en août 1903. (Architecte, M. *Magne*.) Il comprend des services généraux suffisants pour un sanatorium de femmes, dont l'édification vient de commencer.

Bligny s'élève sur la lisière d'un grand parc dans un des sites les plus salubres du département de Seine-et-Oise, à une altitude de 160 mètres, sur la ligne de Sceaux à Limours, à une heure de voiture de la station d'Orsay.

Faite sans emprunt et sans intérêt annuel à verser, cette fondation charitable, d'initiative privée, permet l'admission des malades au prix coûtant de leur traitement et de leur entretien. 56 lits y sont entretenus à l'année par des compagnies de chemins de fer, des sociétés

(1) D'après les documents qui nous ont été communiqués par la direction de l'Œuvre des sanatoriums populaires de Paris.

d'assurances, par le conseil général de Seine-et-Oise, des sociétés de bienfaisance, des donateurs, etc. L'œuvre elle-même entretient des lits gratuits, de sorte que chaque année le budget des dépenses dépassant toujours le budget des recettes, l'œuvre doit compter sur le concours de ses souscripteurs pour équilibrer ses ressources.

Le sanatorium de Bligny ne doit recevoir que les tuberculeux curables et ceux dont l'état peut être assez sérieusement amélioré pour qu'ils recouvrent une certaine capacité de travail.

A la date du 15 novembre 1904 le sanatorium comptait 103 pensionnaires présents et il en était sorti 102, qui d'après leur état à l'entrée se répartissent ainsi :

1er degré. 19
2e — 17
3e — 66

et pour lesquels voici l'état à la sortie :

1° Des 19 malades au premier degré.

16	ont un résultat	*très bon*	soit	84,21	pour 100.
3	—	*bon*	—	15,77	—

2° Des 17 malades au deuxième degré.

4	ont un résultat	*très bon*	soit	25	pour 100.
10	—	*bon*	—	62,5	—
1	—	*assez bon*			

1 est sorti prématurément.

3° Des 66 malades au troisième degré.

18	ont obtenu un résultat	*bon*	soit	28,57	pour 100.
14	—	*assez bon*	—	22,22	—
5	—	*médiocre*	—	7,93	—
27	—	*nul*	—	48,85	—

5 sont sortis prématurément.

A Bligny fonctionne une caisse d'assistance qui permet de venir en aide aux malades nécessiteux et surtout aux femmes et aux enfants qui, pendant l'absence du chef de famille, peuvent manquer du strict nécessaire ou se trouvent dans l'impossibilité de payer leurs loyers. De plus, les pensionnaires et anciens pensionnaires réunis dans une sorte d'association amicale disposent d'une caisse alimentée par des cotisations et des dons, qui leur permet de venir en aide aux sociétaires et à leurs familles dans le besoin et de mettre des bourses de santé temporaires à la disposition des anciens malades sortis du sanatorium.

Bligny se trouve à 35 kilomètres de Paris, sur la ligne de Sceaux (station d'Orsay ou de Limours).

CONSEIL D'ADMINISTRATION

MM. le prince d'Arenberg, *président*; le professeur Landouzy, Paul Mirabaud, *vice-présidents*; René Fouret, *trésorier*; Dr Amodru, Émile Boivin, Robert Cottin, Charles Despeaux, Dr Maurice Letulle, Dr Pierre Merklen, comte de Montalivet, *membres*; Dr Sersiron, *secrétaire général*.

COMITÉ DES DAMES PATRONNESSES

Mmes la comtesse Foucher de Careil, *présidente d'honneur*; la baronne La Caze, la comtesse Alix de Pomereu, *présidentes*; Mmes Boursy, la duchesse de La Motte-Houdancourt, la baronne de Neuflize, la baronne James de Rothschild, *vice-présidentes*.

Médecin directeur, M. le Dr *L. Guinard*.

CANNES (ALPES-MARITIMES)

Villa Louise Ruel.

Nombre de lits : 35.

Réservée aux jeunes filles parisiennes : ouvrières et employées de commerce ou d'administration. Chaque pensionnaire a sa chambre. Le séjour est gratuit et les frais de voyage même sont payés.

CHAMBÉRY (SAVOIE)

Sanatorium de Chambéry.

(En projet.)

Cf. Ligue contre la tuberculose dans le département de la Savoie.

CHÉCY (LOIRET)

Sanatorium du Loiret (1).

Nombre de lits : 20.

Ce sanatorium, fondé par la Ligue du Loiret contre la tuberculose (cf. : livre III), est destiné à traiter les tuberculeux adultes pauvres ou peu aisés du département du Loiret.

Il est situé sur la commune de Chécy, à 9 kilomètres à l'est d'Orléans, à proximité de la station de chemin de fer du Godet (ligne d'Orléans à Gien).

L'admission des malades indigents s'y fait gratuitement soit sur la simple production d'un certificat du percepteur constatant que le malade ou ses parents ne sont pas inscrits au rôle des contributions pour une somme supérieure à 10 francs, soit avec ce même certificat et l'engagement d'un tiers (bienfaiteur, société, hospice, commune, etc.) de payer un prix de pension de 2 fr. 50 par jour. L'Œuvre en ce cas prend à sa charge le surplus des dépenses.

Ces admissions ont lieu jusqu'à concurrence des ressources de l'Œuvre. Au delà de ces limites et dans le cas où l'Œuvre dispose encore d'un certain nombre de lits, d'autres malades peuvent être admis en payant l'intégra-

(1) D'après les documents qui nous ont été transmis par la Ligue du Loiret contre la tuberculose et par M. le Dr Debienne.

lité des frais qui sont estimés provisoirement à 4 francs par jour.

Tout malade doit être soumis avant son admission à l'examen du Comité médical et reconnu apte à bénéficier de la cure, c'est-à-dire présenter des chances sérieuses de guérison.

Les malades s'engagent à faire au sanatorium un séjour minimum de 3 mois, mais ils peuvent y rester aussi longtemps que le médecin le juge utile. En moyenne la durée de leur séjour effectif est de 6 à 10 mois.

En adoptant la classification de Turban les résultats obtenus jusqu'ici sur les malades qui ont fait une cure régulière sont les suivants :

Au 1er degré de la maladie la proportion des guérisons est de 80 pour 100;

Au 2e degré elle est encore de 60 pour 100;

Au 3e degré on n'a constaté que des améliorations, quelquefois l'état est resté stationnaire, plus rarement il s'est aggravé.

Depuis 3 ans que le sanatorium fonctionne aucun des malades sortis guéris n'a eu de rechute.

Le sanatorium est administré directement et gratuitement par les membres du Conseil d'administration de la Ligue du Loiret contre la tuberculose.

Le service de l'établissement est assuré par un personnel de 5 personnes.

Médecin : M. le Dr *Debienne*, à Chécy.

CIMIEZ (ALPES-MARITIMES)

Sanatorium israélite.

Nombre de lits : 15.

Élevé de 120 mètres environ au-dessus du niveau de la mer dont il est distant de plusieurs kilomètres, cet établissement est construit au milieu d'un parc planté d'orangers. La maison des malades se compose de deux étages de chambres et d'un rez-de-chaussée qui comprend le cabinet de la direction, celui du médecin, un parloir, une salle à manger et une cuisine. Les chambres de chaque étage sont meublées très simplement, blanchies à la chaux et dépourvues de toute tenture, elles sont exposées au sud.

Des chaises longues disposées dans le jardin permettent la cure d'air et de repos.

Cet établissement a été édifié et est entretenu exclusivement par l'initiative privée. Il est ouvert du 1er novembre au 15 avril et l'on n'y admet généralement que les malades encore à la période de début.

La durée du séjour est en moyenne de 120 jours et les statistiques donnent les résultats généraux suivants :

Guéris cliniquement : 25 pour 100, améliorés 69 pour 100, non améliorés 20 pour 100, mortalité 6 pour 100.

Médecin du sanatorium : Dr *Louis Bar* (de Nice).

HAUTEVILLE (AIN)

Sanatorium Félix Mangini [1].

Nombre de lits : 118.

Hauteville, connu depuis longtemps dans la région lyonnaise comme station climatérique, est un chef-lieu de canton du département de l'Ain, situé à 850 mètres d'altitude dans les montagnes du Bugey qui forment les derniers contreforts de la chaîne du Jura. Il est desservi par la gare de Fenay, sur la ligne Lyon-Genève, à 70 kilomètres de Lyon. La route de Fenay à Hauteville, que parcourt chaque jour en 2 heures un service de voitures, remonte

[1] D'après les documents communiqués par la direction de l'Œuvre à M. le Dr Sersiron qui nous les a gracieusement transmis.

sur la plus grande partie de son trajet la vallée profonde et mouvementée de l'Albarine, pour déboucher brusquement, sans transition, sur le plateau d'Hauteville à travers une trouée artificielle.

Ce plateau bien éclairé et largement aéré est soustrait aux vents violents par la barrière naturelle de ses arêtes boisées. L'insolation intense, la perméabilité de son sol exclusivement calcaire qui permet un assèchement rapide, l'absence de cours d'eau et de lacs importants, la rareté des brouillards ont pour conséquence une sécheresse relative de l'atmosphère.

Situé à l'ouest et à 1500 mètres du village, à une altitude d'environ 900 mètres, le sanatorium Félix Mangini est adossé, à mi-côte, à un des versants du plateau, non loin d'une forêt de sapins à laquelle on accède par une route en pente douce.

Son bâtiment principal se compose de 3 pavillons d'inégale hauteur formant un quart de cercle ouvert au sud-ouest.

La façade principale, sur laquelle s'ouvrent les chambres des malades, et la galerie de cure qui se développe à sa base, sont ainsi parfaitement ensoleillées en même temps qu'abritées des vents du nord-est particulièrement à redouter dans la région. En avant s'étendent les pelouses et les allées d'une vaste terrasse.

Le sanatorium porte le nom de son principal fondateur. C'est en effet sous l'impulsion de M. Mangini que fut fondée, en 1897, l'Œuvre lyonnaise des tuberculeux indigents (cf. livre III) ayant pour objectif la création d'un sanatorium régional. Grâce à un grand nombre de concours généreux qu'il sut gagner à sa cause, la plus grande partie des fonds nécessaires fut réunie en peu de mois. Le gouvernement donna à l'Œuvre des marques de sa sollicitude en lui accordant avec la reconnaissance d'utilité publique une allocation importante prélevée sur les fonds du Pari Mutuel.

Dès 1898 les travaux de construction commençaient et le 23 août 1900 le sanatorium ouvrait ses portes à ses premiers pensionnaires. D'emblée l'Œuvre acquit son complet développement et quatre mois après l'ouverture la population du sanatorium atteignait 100 malades, chiffre qui augmenta bientôt avec les demandes d'admission.

Actuellement, l'association bienfaisante qui a fondé le sanatorium continue à présider et à pourvoir à son fonctionnement.

Son siège social est à Lyon, 60, quai de l'Hôpital.

La direction locale du sanatorium est administrative et médicale, les deux pouvoirs étant séparés.

Le directeur, qui représente le Conseil dans l'administration de l'établissement, est chargé de la gestion administrative, morale et disciplinaire.

La responsabilité médicale incombe au médecin en chef qui procède à l'examen de réception des malades et propose leur admission au Conseil, dirige leur traitement et décide de leur départ ou de la prolongation de leur séjour. Il partage avec le directeur l'autorité morale et disciplinaire et est secondé par son médecin assistant.

Le personnel est partie religieux et partie laïque. Le personnel religieux se compose d'un aumônier et de 12 religieuses affectées au service de la salle à manger, de la lingerie et du pavillon des femmes : leur supérieure veille à l'observation du règlement du côté des femmes. Le personnel laïque, plus nombreux, comprend un commis d'économat, 2 infirmiers, des cuisiniers, ouvriers, etc.

Le sanatorium abrite actuellement, pour un séjour moyen de 6 mois, 118 malades des deux sexes, le nombre des hommes étant légèrement supérieur à celui des femmes. Les sexes sont rigoureusement séparés et n'ont de salle commune que la salle à manger où ils accèdent par des entrées différentes.

Aucun des malades n'est reçu à titre gratuit, le principe de la gratuité ayant été écarté par les fondateurs. En fait 45 pour 100 environ des pensionnaires sont à la charge de particuliers, d'institutions ou de collectivités : c'est ainsi que 21 lits sont payés par les hospices civils de Lyon,

2 par la Chambre de commerce lyonnaise, etc., etc.

Mais personnellement ou indirectement, chaque pensionnaire verse une contribution journalière de 2 fr. 50 par jour. Le prix de revient de la journée étant de 4 francs environ, l'Œuvre a encore à sa charge 1 fr. 50 par malade et par jour.

Pour équilibrer son budget elle dispose des intérêts d'un legs de 1 800 000 francs qui lui a été attribué par les exécuteurs testamentaires de Mme Michel Perret, auxquels s'ajoute le produit d'une souscription annuelle faite parmi les premiers donateurs.

Il importe de signaler encore l'existence de plusieurs lits dits « de fondation », réservés, moyennant le paiement intégral de la journée au prix de revient, à certaines communes et sociétés (ville de Saint-Étienne, Cie du P.-L.-M., etc.).

Pour que l'Œuvre atteigne son but, la qualité des malades en traitement importe plus que la quantité : seuls doivent être admis les cas susceptibles de guérison ou d'amélioration sérieuse et durable. Cette sélection est assurée par un examen médical qui a lieu à Lyon, au siège social de l'Œuvre, le 3e samedi de chaque mois.

Les malades admis à passer cet examen de réception doivent être Français ou naturalisés Français, âgés de 18 ans au moins, pour les hommes, de 16 ans pour les femmes et avoir au préalable adressé au siège de l'Œuvre une demande d'inscription accompagnée des diverses pièces nécessaires.

Admis, ils sont appelés au sanatorium dans l'ordre de leur inscription au fur et à mesure des places disponibles. Ils doivent s'engager à y faire un séjour minimum de 4 mois.

Le traitement se résume en une aération constante, un repos dosé suivant l'état de chacun et une alimentation abondante sans excès; le concours d'une thérapeutique médicamenteuse appropriée n'en est pas exclu. L'inaction relative sur laquelle repose la cure est en quelque sorte fragmentée pour éviter l'ennui surtout chez des sujets habitués à une activité physique plus ou moins intense, et l'on s'est efforcé de réaliser, dans l'horaire des journées, une judicieuse division du repos comme de l'alimentation, Quant au régime alimentaire établi pour la majorité des malades, il subit toutes les modifications individuelles nécessaires.

L'hygiène prophylactique est dans l'établissement l'objet d'une réglementation sévère et donne, outre ses avantages immédiats, une éducation complète à tous ceux qui y ont été assujettis.

Pour venir en aide aux familles des pensionnaires les plus nécessiteux, pour les pourvoir eux-mêmes de vêtements et d'objets de première nécessité, une « union de secours » a été créée dès la première année du fonctionnement. Elle est administrée par le directeur, le médecin en chef et l'aumônier. Son budget, absolument distinct du budget spécial, est constitué par des dons et par un supplément de pension journalière de 1 fr. 50 que quelques malades plus fortunés paient pour être logés dans une chambre à un lit, s'il en est de disponible, tandis que la généralité des pensionnaires occupent, sans distinction de classe, des chambres de 1 à 5 lits. Cette caisse a distribué en 1904 la somme de 5500 francs, dont 2200 en vêtements.

Du début du fonctionnement du sanatorium au 31 décembre 1904, 1184 malades en sont sortis, dont 910 après un séjour minimum de 3 mois. 195, soit plus de 19 pour 100 des malades classés, ont quitté l'établissement sans aucun symptôme morbide; 189, environ 21 pour 100, l'ont quitté guéris en apparence mais conservant encore de légers signes d'auscultation; 284 très améliorés au point de vue local et général; 164 améliorés seulement au point de vue général; 48 avec une amélioration insignifiante; 50 stationnaires ou aggravés. Sur 598 malades bacillifères à l'entrée, 115 avaient perdu leurs bacilles pendant leur séjour. Des enquêtes trimestrielles faites auprès des anciens pensionnaires, 6 à 9 mois, puis à nouveau 18 à 21 mois après leur départ ont affirmé le maintien des améliorations ou guérisons obtenues chez 86 pour 100 des malades touchés par l'enquête dans le premier cas, chez 80 pour 100 dans le deuxième.

CONSEIL D'ADMINISTRATION

BUREAU. — MM. Hermann-Sabran, *président d'honneur*; Ernest Oberkampf, *président*; Joseph Gillot, Athanase, Marthelin, *vice-présidents*; Henri Bouthier, *secrétaire*; Francisque Aynard, *trésorier*.

COMITÉ DE DIRECTION. — MM. le Dr Léon Bérard, *président*; Auguste Lumière; Edmond Gillet; Léon Schulz.

CONSEIL. — MM. Edmond Aynard, Jules Cambefort; Mme Ferrand-Holstein; Joseph Garin; Marc Mangini; Mme Michel Cote; Benoît Oriol; M. Léon Permezel; Claude Pillet.

Médecin en chef : M. le Dr *Dumarest*.

LAY-SAINT-CHRISTOPHE, PRÈS NANCY (MEURTHE-ET-MOSELLE)

Sanatorium de Lay-Saint-Christophe (1).

Nombre de lits : 30.

Construit, grâce aux efforts de l'Œuvre lorraine des tuberculeux indigents (cf. livre III), le sanatorium se trouve situé à égale distance des villages de Lay-Saint-Christophe et de Bouxières-aux-Dames, à environ 6 kilomètres de Nancy.

Il est assez éloigné des agglomérations populeuses pour avoir les avantages de l'isolement et pas assez pour qu'il en résulte des difficultés dans les communications ou l'approvisionnement.

Situé à environ 300 mètres d'altitude, le sanatorium, qui s'élève au milieu d'un parc de 10 hectares, est entouré par

(1) D'après les documents qui nous ont été communiqués par M. le professeur Spillmann et M. le Dr Nilus.

un cercle de collines avoisinantes qui le protègent complètement contre les vents froids du nord et de l'est tandis que sa façade principale exposée en plein sud-ouest reçoit le maximum possible de soleil. D'ailleurs sa hauteur au-dessus de la vallée de l'Amezule qu'il surplombe, le met en dehors du rayon d'action des fumées des usines environnantes et lui assure un air pur.

La route départementale de Bouxières à Lay-Saint-Christophe passe devant la propriété et met le sanatorium à 1500 mètres environ de la gare de Saint-Christophe à laquelle le relie une route carrossable.

L'admission au sanatorium ne peut avoir lieu qu'à la suite d'un examen par le médecin directeur dont les consultations gratuites ont lieu tous les premiers lundis de chaque mois de 2 à 4 heures dans une salle de l'hôpital de Nancy, mise à la disposition de l'œuvre par la commission des hospices nancéiens. Après la visite le malade reçoit un numéro d'ordre et est invité à se rendre au sanatorium dès qu'un lit est disponible pour lui.

Si le malade indigent est à la charge d'une municipalité, d'une commune ou d'une société de bienfaisance ou de secours mutuels, le prix de pension est pour lui de 3 francs par jour. Il est de 5 francs dans les autres cas.

Les malades susceptibles d'une amélioration rapide et durable sont seuls admis. La durée minimum du séjour est de 3 mois.

Actuellement le sanatorium de Lay-Saint-Christophe dispose d'environ 30 lits, tous occupés, et les malades sont généralement obligés d'attendre plusieurs mois leur entrée, ce qui permet trop souvent une fâcheuse évolution de leur mal.

Les premiers malades ont été reçus à Lay-Saint-Christophe à la fin de 1902. Jusqu'au 31 décembre 1903 il y avait eu 6943 journées de présence. Pour l'année 1904 le nombre des journées de malades s'est élevé à 10327, ce qui fait une moyenne de plus de plus de 28 lits occupés, chiffre que l'œuvre ne pourra dépasser tant que le nombre des lits n'aura pas subi d'augmentation.

L'entretien des malades est obtenu par la pension payée pour eux par ceux qui les ont placés au sanatorium et le déficit résultant de leur entretien est comblé par les cotisations des membres adhérents de l'Œuvre lorraine des tuberculeux, par des dons divers, par le produit d'une loterie autorisée, etc.

Médecin-directeur : M. le Dr *Nilus*.

MONTIGNY-EN-OSTREVENT (NORD)

Sanatorium familial du Nord (1).

Nombre de lits : 50.

Fondé par la ligue du Nord contre la tuberculose ce sanatorium est situé à Montigny, près de Douai, dans un parc boisé de haute futaie, à peu près au milieu du département du Nord. Ce sanatorium qui a été inauguré le 5 octobre 1905, à l'occasion du Congrès international de la tuberculose, par M. Loubet, président de la République française, est destiné a recevoir les individus appartenant aux classes peu fortunées de la société.

Les constructions comprennent des services généraux et des parties destinées aux malades, une salle de machines, un pavillon de laboratoires et d'isolement pour contagieux, un château-d'eau, des bassins d'épuration biologique des eaux résiduaires, un vestiaire avec salle à manger et salle de bains-douches pour le personnel; cet ensemble est placé au voisinage des dépendances, dans une partie écartée et séparée par un rideau d'arbres des constructions abritant les malades.

Ces dernières sont agencées ou bien pour recevoir des malades venant avec leurs familles ou bien des malades

(1) D'après les documents qui nous ont été communiqués par M. le prof. Calmette et M. le Dr Jouvenel, directeur du sanatorium.

venant seuls faire leur cure. Aux premiers sont destinés de petites villas séparées, au nombre de 12, contenant chacune deux logements de familles, aux seconds sont affectés deux grands pavillons de 26 lits chacun éloignés l'un de l'autre et destinés l'un aux femmes, l'autre aux hommes.

Les villas pour deux familles dont l'installation constitue la caractéristique du sanatorium de Montigny et lui a valu son nom de familial, comprennent chacune deux habitations tout à fait distinctes l'une de l'autre, ayant leur entrée particulière ; l'ensemble est édifié sur voûte de ciment armé, écartée du sol par un intervalle de 60 centimètres dans lequel l'air circule librement, réalisant l'assèchement et la régularisation de température dans l'intérieur.

Chaque habitation comprend : au rez-de-chaussée, une cuisine carrelée avec évier et eau sous pression, un water-closet à chasse d'eau, une salle à manger cure d'air à parquet en xylolithe, s'ouvrant au midi par une large baie vitrée sur un petit jardin et dans laquelle le malade fait sa cure de repos sur sa chaise-longue; au premier étage deux chambres : l'une au midi avec grande baie vitrée s'ouvrant sur un vaste balcon, destinée au malade, l'autre s'éclairant sur l'est, destinée à recevoir la personne adulte accompagnant le malade; au second étage une seule chambre éclairée à l'ouest abritant les enfants ; la portion de cet étage, située au-dessus de la chambre du malade, n'a pas reçu d'antichambre pour éviter à ce dernier le trouble que causent la marche ou le mouvement dans une chambre supérieure.

Toutes les parois des pièces sont recouvertes de peinture à l'huile, l'électricité est répartie dans toutes les pièces. Le mobilier et tout ce qui concerne l'aménagement intérieur : literie, linge, vaisselle, batterie de cuisine, etc., sont fournis par l'établissement; il en est de même pour les aliments : la préparation seule de ceux-ci incombe à la maîtresse de la maison, qui, le cas échéant, peut recevoir les conseils de l'assistant préposé au service de ces pavillons de famille et qui a reçu l'éducation ménagère nécessaire pour diriger l'entretien d'un ménage et d'une cuisine.

Les deux grands pavillons de 26 lits pour malades isolés sont deux constructions identiques contenant chacune un rez-de-chaussée, deux étages, un sous-sol; les voûtes en sont en ciment armé; les parois en pisé (scories et chaux hydraulique), revêtues de plâtre et peintes à l'hu le sur toute leur étendue.

Le rez-de-chaussée surélevé de 1 mètre environ au-dessus du niveau du sol présente un large vestibule d'entrée sur lequel vient s'ouvrir un vestiaire: dans ce dernier, les malades, sitôt rentrés du parc, viennent déposer leurs pèlerines et casquettes et changer leurs chaussures contre des pantoufles d'intérieur. On entre alors dans un large couloir courant est-ouest et dans lequel viennent s'ouvrir différentes pièces; dans la moitié est et sur la face sud : une grande salle à manger à petites tables pour 6 en lave émaillée, et une salle de lecture et correspondance ; sur la face nord un office dans lequel s'ouvre le monte-plats, une salle de débarras, une petite salle à manger pour l'assistante. Dans la moitié ouest et au sud le vestiaire déjà nommé, une grande salle de réunion, lecture et jeux, de travail pour ceux qui désireront se livrer à une occupation rémunératrice autorisée par le médecin; au nord, des water-closets, une salle de débarras, une salle de douches, une salle de bains.

Chaque étage est divisé par un couloir est-ouest en 2 parties sud et nord. Au sud s'ouvre, dans la partie médiane, une chambre d'assistante qui a sur chacune de ses parois une fenêtre permettant la vue dans toute la longueur des dortoirs voisins; dans chaque partie latérale, un dortoir de 6 lits s'éclairant par 5 larges croisées précédées d'un vaste balcon. Au nord sont placés, dans chaque moitié et correspondant à chaque dortoir, un water-closet et un lavabo de 6 places bien distinctes; à l'extrémité est une chambre avec balcon destinée à recevoir les malades nouveaux pour les acclimater à dormir avec la fenêtre ouverte.

Le sous-sol, dont toutes les pièces sont largement aérées et éclairées, contient tout ce qui est nécessaire pour l'alimentation.

A chacun de ces deux pavillons est annexée une galerie de cure, située dans le parc à une courte distance, à grand axe orienté nord-est-sud-est et pouvant contenir 26 chaises longues.

L'eau potable est distribuée à profusion dans tout l'établissement.

Les eaux résiduaires sont canalisées dans un système de tout à l'égout séparatif, dans lequel elles progressent sous l'action de l'air comprimé (éjecteurs Shone) pour être dirigées sur des lits bactériens d'épuration biologique placés à la limite de la propriété. Les eaux épurées sont en majorité reprises pour être utilisées dans la fertilisation des jardins potagers. Le trop plein seul est envoyé dans les fossés qui bordent la propriété.

A l'établissement sont rattachés deux jardins potagers : l'un fonctionnant comme tel depuis que la propriété existe, l'autre, beaucoup plus vaste et plus récent et qui est divisé en 24 portions attribuées chacune à une habitation de famille de façon à ce que l'entretien en constitue, pour le malade en état de le faire, une distraction et une façon de coopérer au fonctionnement de l'œuvre.

La vacherie contenant 10 à 12 vaches flamandes ou normandes, préalablement tuberculinées, fournit la quantité de lait nécessaire à tous les habitants du sanatorium. Les œufs proviennent également de poules appartenant au sanatorium et à l'entretien desquelles participent, à titre de distraction, certains malades. L'élevage d'autres petits animaux de basse-cour est aussi placé sous la direction de certains malades qui veulent bien s'en charger pour se procurer une occupation.

Pour assurer encore le caractère mutuel et familial du sanatorium, les femmes qui accompagnent leurs maris en traitement sont invitées à apporter l'aide de leurs connaissances pour certains travaux utiles à l établissement.

Le prix de pension est fixé comme suit :

Pour les malades venant seuls faire leur cure dans un des pavillons de 26 lits : 3 fr. 50 par jour; pour ceux qui viennent en famille dans une petite maison : le malade 5 francs par jour, chaque personne adulte l'accompagnant 2 francs par jour, chaque enfant de 5 à 15 ans, 1 franc par jour, chaque enfant au-dessous de 5 ans; 0 fr. 50 par jour. Ces prix comprennent tout ce qui a trait au séjour dans l'établissement : logement, nourriture, soins médicaux, médicaments.

Les malades isolés habitant les pavillons reçoivent leurs aliments complètement préparés; ils assurent chacun à leur jour le service de la table à laquelle ils sont attachés avec cinq autres de leurs camarades; ils contribuent au nettoyage de la vaisselle et à l'épluchage des légumes.

L'arrivée des premiers malades n'ayant eu lieu qu'au début de septembre 1905, il n'y a encore aucune possibilité de donner des indications sur le mouvement ni sur les résultats obtenus.

Directeur du sanatorium : M. le Dr *Jouvenel*, à Montigny en Ostrevent (Nord).

NANTES (LOIRE-INFÉRIEURE)

Sanatorium de Nantes.

(*En projet*)

Cf. : Œuvre antituberculeuse de la Loire-Inférieure, livre III.

NIMES (GARD)

Pavillon Roussel.

Nombre de lits : 14.

L'initiative privée a créé une maison de santé protestante évangélique, reconnue d'utilité publique et inaugurée en mai 1903.

Il existe 8 lits pour hommes et 6 pour femmes.

PESSAC, PRÈS BORDEAUX (GIRONDE)

Sanatorium de Feuillas.

Nombre de lits : 20

Edifié par l'*Œuvre des Sanatoriums Girondins* (cf. livre III), le sanatorium de Feuillas s'est ouvert en novembre 1902.

Depuis son ouverture jusqu'au 1er avril 1905 il en est sorti 96 tuberculeux, qui, classés par degrés (classification de Turban), fournissent la statistique suivante :

	1er DEGRÉ	2e DEGRÉ	3e DEGRÉ	TOTAUX
Guérisons	22	8	»	30
Améliorations	8	19	»	27
Améliorés à la sortie. Perdus de vue . . .	»	3	»	3
Stationnaires.	4	13	»	17
Aggravations	»	1	»	1
Décès	1	8	2	11
En traitement depuis moins de 3 mois . .	3	4	»	7
TOTAUX. .	38	56	2	96

Le domaine de Feuillas est situé à 8 kilomètres de Bordeaux, sur un des points les plus élevés de la route de Bordeaux à Arcachon, sur un sol très perméable.

Les plans du sanatorium sont dus à M. Ernest Minvielle, architecte.

Médecin-directeur : M. le Dr *Gentès*.

ROUEN (SEINE-INFÉRIEURE)

Sanatorium de la forêt de Rouvray (près Oissel) (1).

Nombre de lits : 12.

Dans la région d'Oissel s'élève depuis les premiers mois de l'année 1905, en bordure de la forêt de Rouvray, une construction modeste comprenant un simple rez-de-chaussée : c'est le premier pavillon du sanatorium rouennais édifié grâce aux efforts de l'œuvre du Sanatorium rouennais. On l'aperçoit à gauche de la ligne de chemin de fer de Paris à Rouen après avoir dépassé la gare d'Oissel.

Primitivement le projet de construction comportait un bâtiment central avec deux ailes latérales formant dans leur ensemble un V majuscule largement ouvert. Les faibles ressources dont on disposait n'ont pas permis de réaliser pour le moment l'œuvre dans son ensemble. On a dû se contenter de construire un rez-de-chaussée avec galerie de cure pouvant recevoir 10 à 12 malades. Seuls les services généraux ont reçu leur développement complet. Le sanatorium lui-même, édifié suivant le type du « plan à tiroirs » se prêtera à une extension presque indéfinie

L'analyse de l'air de la région faite par le Dr Th. Nicole, aujourd'hui directeur de l'Institut Pasteur de Tunis, a montré qu'il n'y avait rien à désirer de ce côté. La proximité de la ville d'Oissel permettra de subvenir aux besoins matériels de l'établissement.

Bien protégé contre les vents par la forêt, bien orienté, suffisamment éloigné de toute agglomération et situé cependant à proximité d'un centre important le sanatorium rouennais réunit les conditions essentielles recherchées pour un établissement de ce genre.

(1) D'après les documents qui nous ont été communiqués par M. le Dr Halipré, secrétaire général de l'Œuvre du sanatorium rouennais.

Le sanatorium reçoit les malades atteints de tuberculose pulmonaire et âgés de plus de 15 ans. Momentanément, les femmes sont seules admises. L'admission se fait provisoirement dans les conditions suivantes :

Les personnes ne pouvant acquitter la totalité des frais seront reçues moyennant un prix de 3 fr. 50 par jour sur la production de l'engagement d'un tiers de solder le prix de pension. L'Œuvre, dans ce cas, prend à sa charge le surplus de la dépense journalière. Ces admissions ont lieu jusqu'à concurrence des ressources de l'Œuvre.

Les personnes pouvant payer l'intégralité des frais (estimés provisoirement à 5 francs par jour) seront admises si l'Œuvre dispose encore d'un certain nombre de lits. Les malades admis devront s'engager à faire un séjour de trois mois, au moins, dans le sanatorium.

Président de l'Œuvre : Dr *Giraud*, directeur de l'asile Saint-Yon, Sotteville-lès-Rouen.

Secrétaire général : Dr *Haliprė*, 32, rue de l'École, Rouen.

SAINT-FEYRE (CREUSE)

Sanatorium des instituteurs [1].

Nombre de lits : 102.

L'Œuvre du Sanatorium des instituteurs s'est fondée en 1902 sous la forme d'une *Union des sociétés de secours mutuels et des associations amicales d'instituteurs et d'institutrices*, à la suite d'un congrès de ces sociétés qui s'était tenu à Paris en 1901.

Définitivement constituée en septembre 1902, la société s'est tout d'abord préoccupée de réunir les ressources nécessaires à la construction d'un sanatorium antituberculeux.

(1) D'après les documents qui nous ont été communiqués par M. A. Leune, président de l'œuvre.

En août 1905, l'Union nationale se rendit acquéreur d'un terrain d'une contenance de 17 hectares environ, situé sur les flancs du Puy de Gaudy, dans la commune de Saint-Feyre (Creuse).

C'est sur ces terrains que s'élèvent actuellement les bâtiments du sanatorium, construits sur les plans de M. Marney, architecte. L'avancement des travaux permet aujourd'hui d'espérer que l'établissement sera en mesure de fonctionner au mois de mai 1906.

Les bâtiments qui s'étendent sur une longueur de 190 mètres ont été aménagés en vue de recevoir 102 pensionnaires dans des chambres séparées. Ils comportent 51 chambres pour instituteurs et 51 pour institutrices. Au centre se trouve une vaste salle à manger commune, au-dessus d'une salle de réunion de mêmes dimensions.

L'Union compte actuellement 27 sociétés départementales réunissant environ 15 000 membres comme membres participants. Un grand nombre de sociétés et d'associations amicales y sont inscrites au titre de membres honoraires.

Les cotisations de ces membres et le revenu des sommes produites par une souscription constituent les premières ressources, auxquelles ne manqueront pas de s'ajouter les subventions communales, départementales et gouvernementales qui permettront à la société de ne demander aux persionnaires du sanatorium qu'une très modique contribution pour couvrir les frais de leur séjour dans l'établissement.

La Société, présidée par M. *Leune*, inspecteur d'Académie à Versailles, est administrée par un conseil de 12 membres élus parmi les délégués des sociétés adhérentes.

Les membres du conseil en 1905 sont : MM. A. Leune, *président*; Combes et Pouillot, *vice-présidents*; Borat et Lechantre, *secrétaires*; Jacquelet, *trésorier*; Beulaigues; Mme Bodin; Cambier, Girard, Plazy et Rougeron.

Le siège social de l'Œuvre est à Paris, au Musée pédagogique, 41, rue Gay-Lussac.

SAINT-QUENTIN (AISNE)

Sanatorium du département de l'Aisne.

Nombre de lits : 100.

Grâce aux courageux et persévérants efforts du Dr *Artaud*, un sanatorium pour les poitrinaires nécessiteux du département de l'Aisne est en train de s'organiser à Saint-Quentin.

TAXIL, PAR FAYENCE (VAR)

Sanatorium des employés des postes, télégraphes et téléphones.

Nombre de lits : 40.

Près de la Côte-d'Azur, sur les collines de Grasse, les employés des Postes, Télégraphes et Téléphones ont établi leur premier sanatorium pour les camarades atteints de la tuberculose.

Le domaine de Taxil, par Fayence, est devenu la propriété de l'Assistance mutuelle générale, « Union et Fraternité », 58, rue Jean-Jacques-Rousseau. Paris. Cette association a été fondée entre les agents, les sous-agents et les ouvriers de l'Administration des Postes, avec l'approbation et le concours de MM. Trouillot, ministre du Commerce, et A. Bérard, sous-secrétaire d'État aux Postes.

On y recevra non seulement les tuberculeux, mais aussi les employés surmenés ou en convalescence. Une nourrituee abondante et des soins spéciaux seront donnés pour 2 fr. 75 aux femmes et 3 fr. 50 aux hommes. La Société paye le voyage.

CHAPITRE III

SANATORIUMS PAYANTS

Nous avons réuni dans ce chapitre les établissements privés payants (c'est-à-dire dans lesquels le prix de pension est supérieur à 5 francs par jour) existant en France à notre connaissance. Nous nous sommes volontairement bornés à donner, sur chacun de ceux sur lesquels nous possédions des renseignements, quelques indications très générales destinées seulement à guider dans le choix de tel ou tel d'entre eux suivant les cas, et surtout à rappeler aux médecins comme aux malades, qu'il existe aujourd'hui en France des sanatoriums payants appropriés à tous les besoins comme à toutes les situations, et qui ne le cèdent en rien aux nombreux établissements similaires de l'étranger que tant de malades français fréquentent chaque année, trop souvent ignorants des ressources qu'ils pourraient trouver dans leur propre pays.

ALGER (ALGÉRIE)

Sanatorium d'Alger-Birmandreis.

Nombre de lits : 40.

Situé à une altitude d'environ 200 mètres, le sanatorium d'Alger est adossé à la colline qui, sur son versant nord, porte Mustapha. Sa façade polygonale est orientée au sud. Il est situé à 5 kilomètres d'Alger, sur la route de Blidah.

Le vallon qui constitue son parc a une superficie de plus de 10 hectares et est planté de pins, eucalyptus, etc.

Commencée en 1894, la construction comprend 3 corps de bâtiments disposés polygonalement avec convexité au sud. Le rez-de-chaussée est occupé par les salons, billard, salle à manger, galerie-promenoir, hall, salle de conférence, chapelle, etc.

L'aile droite du premier étage est affectée à la direction, l'économat, le cabinet de consultation, la pharmacie, etc.

Les chambres des malades, toutes exposées au midi, ont chacune leur galerie couverte particulière. Une terrasse permet la cure en commun.

Le prix est de 10 francs par jour en 1re classe avec un supplément de 2 à 6 francs pour le prix de la chambre. La 2e classe, qui est complètement indépendante, comprend des chambres à 2 lits. Le prix est de 7 fr. 30 par jour et par lit.

Le service hospitalier est assuré par des religieuses de l'ordre de Saint-Joseph de Savoie.

Médecin-directeur : M. le Dr *Verhaeren*.

AUBRAC (AVEYRON)

Sanatorium d'Aubrac.

Nombre de lits : 60.

Inauguré en juin 1894, cet établissement est situé à une altitude d'environ 1400 mètres, à un demi-kilomètre de toute habitation, au pied de la chaîne du pays de Régambal.

Pendant 3 ans il n'a reçu de malades que pendant la saison d'été, puis, après une série d'agrandissements successifs, il est resté ouvert toute l'année.

Médecin fondateur : M. le Dr *Saunal*.

AVON, PRÈS FONTAINEBLEAU (SEINE-ET-MARNE)

Sanatorium d'Avon.

Nombre de lits : 30

Le sanatorium est situé sur un petit plateau, au centre de la forêt de Fontainebleau, sur le territoire de la commune d'Avon et à 2 kilomètres environ de la ville de Fontainebleau, sur un sol sablonneux.

Deux corps de bâtiments orientés au sud-est et au sud-ouest sont réservés aux malades et construits au centre d'un parc boisé de 2 hectares. Ils comportent 20 chambres.

Deux galeries dont l'une est vitrée et l'autre ouverte et située au milieu du parc permettent la cure d'air par tous les temps.

Une vacherie dont les vaches sont soumises à l'épreuve de la tuberculine est annexée à l'établissement.

Le prix de pension est de 12 à 20 francs par jour selon la chambre.

Médecins-directeurs : MM. les Drs *A. Salivas* et *A. Batailler.*

BUZENVAL (SEINE-ET-OISE)

Sanatorium de Buzenval-Rueil (près Saint-Cloud.)

Nombre de lits : 20.

Cet établissement, destiné aux malades de la classe moyenne, est situé sur le plateau de Buzenval, à 125 mètres d'altitude.

Il comprend 17 chambres orientées sur les bois voisins de Garches et Saint-Cucufa, une cure d'air exposée au midi sous une véranda vitrée et une autre à l'est dans des baraquements en planches.

Étant donnée la classe des malades auxquels s'adresse ce sanatorium, l'installation en a été faite avec simplicité, en évitant tout luxe inutile. On cherche surtout à donner aux malades la vie de famille, tout en leur laissant autant de liberté qu'il est possible et en poursuivant le traitement hygiéno-diététique.

Le régime est le même pour tous les malades et le prix de pension varie, suivant la chambre (8, 10 et 12 fr. 50 par jour), de 300 à 350 francs par mois. (A l'entrée, droit de désinfection : 20 francs.)

Médecin du sanatorium : M. le Dr *Poussart*, à Rueil.

CHANTELOUP PRÈS LAGNY (SEINE-ET-MARNE)

Sanatorium de Chanteloup.

Destiné surtout aux personnes de la classe moyenne.

Le prix de pension y est de 300 francs par mois, tous frais compris.

CRÉTEIL (SEINE)

Sanatorium de Créteil.

17, *avenue Laferrière.*

Médecin fondateur : Dr *Saunal*,

CAMBO (BASSES-PYRÉNÉES)

Sanatorium de Beaulieu.

Cet établissement est situé à 1 kilomètre environ du village de Cambo, au milieu d'un parc planté d'arbres, et domine la vallée voisine. En même temps, il se trouve assez rapproché de la mer pour profiter du climat marin.

Le sanatorium est ouvert toute l'année.

Prix de pension : de 10 à 20 francs par jour.

Médecin directeur : M. le Dr *Hamant.*

DIENNE, PRÈS MURAT (CANTAL)

Sanatorium de Dienne (1).

Nombre de lits : 24.

Situé à environ 10 kilomètres de Murat et à une altitude de 1 300 mètres, ce sanatorium est bâti sur les flancs de la longue chaîne des monts du Limon; il est exposé en plein midi et domine la vallée de la Santoire. Il se trouve isolé à près d'un kilomètre de toute habitation.

La température moyenne de l'été est voisine de 18°, celle de l'hiver de 0°. La neige commence à tomber en octobre.

Les bâtiments du sanatorium, situés au milieu d'une propriété de 10 hectares, comprennent une partie centrale à un étage sur rez-de-chaussée et deux pavillons latéraux composés chacun d'un rez-de-chaussée et de 2 étages.

Les chambres, toutes à un lit, au nombre de 24, sont exposées au midi.

(1) D'après les documents qui nous ont été adressés par M. le Dr Seibel.

Une vacherie est annexée à l'établissement.

Depuis 2 ans environ que ce sanatorium fonctionne, 43 malades y ont été soignés.

Les prix de séjour varient de 250 à 300 francs par mois suivant la chambre occupée.

Ce sanatorium appartient à M. le Dr Costes.

Médecin traitant : Dr *Seibel.*

DURTOL, PRÈS DE CLERMONT-FERRAND (PUY-DE-DOME)

Sanatorium de Durtol.

Nombre de lits : 80.

Ce sanatorium qui a été fondé en 1896, par le Dr Sabourin, est établi au milieu d'un parc de 5 hectares, orienté au midi et à l'est, dans la vallée de Durtol. Il est situé à une altitude de 520 mètres environ, à proximité de Clermont-Ferrand et de Royat, et sur un sol calcaire.

Il se compose d'un corps de bâtiment principal formé par le vieux château de Durtol, modifié et plus que doublé dans ses dimensions par des constructions successives et des pavillons annexes reliés par des galeries de cure. Il comprend 60 chambres de malades. Les galeries de cure sont au nombre de 5; 3, sont orientées au midi, les autres le sont à l'est, et sont construites sous bois pour se prêter plus particulièrement à la cure en été.

Le prix de la journée est de 12 francs, il faut y ajouter le prix de la chambre qui est de 2 à 8 francs par jour pour une chambre à 1 lit et de 4 à 6 francs pour une chambre à 2 lits.

Médecin directeur : M. le Dr *Ch. Sabourin.*

Médecin adjoint : M. le Dr *E. de Cisternes.*

EAUX-BONNES (BASSES-PYRÉNÉES)

Sanatorium d'Aas-Eaux-Bonnes.

Nombre de lits : 15.

Situé à une altitude de 800 mètres, à un demi-kilomètre environ de la station thermale, exposé au midi, sur le flanc de ce que l'on appelle « la montagne verte », cet établissement se compose d'un pavillon pour les services généraux, d'une maison à deux étages comprenant, outre les salles communes, 10 chambres toutes orientées au sud, et d'une galerie de cure.

Ce sanatorium est ouvert du 15 mai au 15 octobre (cf. : sanatorium de Gélos, à Pau), et le prix de pension y est de 12 à 15 francs par jour.

Médecin directeur : M. le Dr *Beigbeder*.

GORBIO PRÈS MENTON (ALPES-MARITIMES)

Sanatorium de Gorbio.

Nombre de lits : 58.

Cet établissement est situé à 250 mètres d'altitude, à 4 kilomètres environ de Menton, sur le flanc du val de Gorbio, dans une région boisée de pins, au milieu d'un parc de 12 hectares, dans une zone peu habitée, loin de toute agglomération, Le sanatorium est un vaste bâtiment de 65 mètres de façade comprenant un pavillon central flanqué de deux ailes. La façade regarde le midi avec une très légère inclinaison vers l'est.

Au corps du bâtiment principal sont annexées deux

galeries de cure, l'une au sud-est, l'autre au sud-ouest.

Les prix de pension y sont de 20 à 30 francs par jour.

Médecin directeur : M. le D[r] *Ch. Malibran.*

HAUTEVILLE (AIN)

Dans cette localité particulièrement favorable de par son exposition, sa situation et son climat, se sont groupés en quelque sorte autour du sanatorium lyonnais Félix Mangini plusieurs établissements particuliers :

A. Sanatorium du Dr Quinson.

Nombre de lits : 35.

Ce sanatorium construit à neuf et selon toutes les règles de l'hygiène moderne comprend 30 chambres orientées au sud et à l'ouest et qui sont, pour la plupart, à 1 lit et une galerie de cure donnant sur le parc d'une trentaine d'hectares.

Médecin directeur : M. le Dr *Quinson.*

B. Sanatorium de Lompnes-Hauteville.

Nombre de lits : 20.

Installé par le Dr Guinard, ce sanatorium est dirigé par le Dr Quinson.

C. Pension du Bel-Air.

Prix de pension : 5 francs par jour.

Médecin : M. le Dr *Mathieu.*

LAMOTTE-BEUVRON (LOIR-ET-CHER)

Sanatorium des Pins.

Nombre de lits : 52.

Lamotte-Beuvron est une petite ville de Sologne située à 3 heures de chemin de fer de Paris, sur la ligne de Toulouse, dans une région richement boisée avec prédominance des pins et climat tempéré.

Le sanatorium est construit sur une propriété de 12 hectares à sol sablonneux et se compose, outre les services généraux, de 4 bâtiments comprenant les chambres des malades.

Dans le parc sont installées plusieurs galeries de cure pour l'été ou pour l'hiver.

LA TISNÈRE, PRÈS PAU (BASSES-PYRÉNÉES)

Sanatorium de la Tisnère.

LA MANTEGA PRÈS NICE (ALPES-MARITIMES)

Institut médical climatothérapique.

L'établissement est situé à 120 mètres d'altitude sur les hauteurs de la Mantega, à Nice. A vol d'oiseau, il est à 1.500 mètres de la Promenade des Anglais, à 1.200 mètres de la gare de Paris-Lyon-Méditerranée.

Sont reçus à la Mantega :

Tous les prédisposés à la tuberculose, ceux qui sont atteints de fièvre bacillaire prétuberculeuse ; les débilités.

Le service médical est assuré par plusieurs médecins attachés à l'établissement. Ils sont aidés par des infirmières diplômées.

MEUNG-SUR-LOIRE (LOIRET)

Sanatorium du château du Petit Gouffault (1).

Nombre de lits : 17.

Situé sur la ligne de Paris à Bordeaux, à 17 kilomètres environ d'Orléans et à proximité de la petite ville de Meung-sur-Loire, ce sanatorium est un ancien château dont l'aménagement a été transformé.

La façade principale en est exposée au sud-est. Des galeries permettent la cure d'air. Pendant la belle saison, elle se fait dans le vaste parc abondamment boisé qui entoure les bâtiments.

Les dépendances de l'établissement : fermes, laiterie, jardins potagers et fruitiers, etc., fournissent une partie de l'alimentation.

Le sanatorium ne peut recevoir que 17 malades.

Le prix de pension est de 10 francs par jour, de mai à novembre et de 12 francs par jour de novembre à mai.

(A partir de 1906 cet établissement ne recevra plus que des malades femmes.)

Médecins directeurs du sanatorium : Dr *Léon Leriche*, et Dr *E. Challe*.

(1) D'après les documents qui nous ont été transmis par M. le Dr Leriche.

LE MONT DES OISEAUX, PRÈS HYÈRES (VAR) COTE D'AZUR)

Sanatorium du Mont des Oiseaux.

Nombre de lits : 160.

Le « Mont des Oiseaux », fondé en 1902, est un établissement médical spécialement destiné aux personnes ayant besoin d'un traitement hygiénique prolongé sous le climat du Midi.

Il est situé sur la côte d'Azur, au flanc de la montagne des Oiseaux, au centre d'une forêt de pins de 100 hectares, et se compose de trois vastes pavillons reliés par des galeries de cure et formant une ligne de 173 mètres de façade.

Au centre sont installés les services généraux, dans les pavillons latéraux, chaque pensionnaire a son habitation en plein midi avec balcon, loggia ou terrasse. L'établissement peut recevoir 160 pensionnaires des deux sexes.

Une petite usine assure la force motrice, l'éclairage électrique, l'adduction des eaux, le service de désinfection et la buanderie mécanique. De vastes fosses d'épuration avec lits bactériens et surfaces filtrantes pour les déchets de tout genre, garantissent l'assainissement.

L'établissement possède un service d'hydrothérapie, des salles d'inhalation, des cloches d'aérothérapie, et de larges terrasses abritées pour les cures de repos.

Sous le contrôle d'un comité consultatif, le service médical est assuré par quatre médecins résidant dans l'établissement et un chirurgien consultant. Le service de chirurgie est installé de façon à permettre les interventions de tout genre. Un laboratoire de recherches scientifiques complète l'organisation médicale.

Le prix de pension est uniformément de 9 francs par jour ; le prix varie en outre pour les chambres, de 3 à 10 francs, et pour les appartements complets, de 3 à 15 francs.

SERVICE MÉDICAL.

Dr *Dominici*, médecin directeur des hôpitaux; Dr *Gontier de la Roche*, sous-directeur; Dr *Mantoux*; Dr *Toussaint*; Dr *Malartic*, chirurgien.

PAU

Sanatorium de Gélos.

Situé à une altitude d'environ 300 mètres, à 3 kilomètres de la gare de Pau, au milieu d'un parc de 12 hectares, cet établissement, exposé au midi, reçoit les malades dans les mêmes conditions que le sanatorium d'Aas-Eaux-Bonnes.

Il est ouvert du 15 octobre au 15 mai.

Médecin directeur : M. le Dr *Beigbeder*.

THÉOULE, PRÈS CANNES (ALPES-MARITIMES)

Sanatorium de Théoule.

TRESPOEY, PRÈS PAU

Sanatorium de Trespoey.

Nombre de lits : 50.

Ce sanatorium est situé à environ 3 kilomètres à l'est de la ville de Pau, à 220 mètres d'altitude, au bord de la vallée de l'Ousse, qu'il surplombe.

Il se compose d'un bâtiment principal auquel on vient

récemment d'adjoindre une annexe de 30 mètres de longueur et d'une dépendance située à l'autre extrémité du parc. Au rez-de-chaussée du bâtiment principal se trouvent le cabinet du médecin, salon, billard, salle à manger. Les deux étages sont occupés par les chambres des malades.

Le rez de chaussée de l'annexe est formé par une galerie de cure. Reliée au bâtiment principal par un couloir. Les deux étages de l'annexe comprennent 14 chambres, toutes orientées au midi.

La dépendance connue sous le nom de « Villa des Tilleuls », est située à 200 mètres du bâtiment principal et peut recevoir 9 malades.

Le parc, planté d'arbres, a une contenance d'environ 5 hectares. Trois galeries de cure y sont aménagées.

L'établissement est ouvert du 1er octobre au 1er juin.

Le prix de pension est de 16 à 20 francs par jour suivant la chambre.

Médecin directeur : M. le Dr *Crouzet*.

VERNET LES-BAINS
PYRÉNÉES-ORIENTALES

Sanatorium du Canigou.

Nombre de lits : 80.

Fondé en 1890 par le Dr Sabourin, près du village de Vernet, à une altitude de 700 mètres, connu de longue date pour ses eaux sulfureuses, ce sanatorium exposé au midi et protégé par les montagnes voisines comprend un hôtel à 3 étages ayant 70 chambres et une grande galerie de cure attenante. Plusieurs autres galeries de cure sont disséminées au voisinage, sur le flanc de la montagne.

Médecin Directeur : M. le Dr *Giresse*.

CHAPITRE IV

SERVICES HOSPITALIERS D'ISOLEMENT

A l'heure actuelle, les tuberculeux quel que soit le degré de leurs lésions, sont, sauf de très rares exceptions (Boucicaut) soignés dans les salles de médecine et de chirurgie générales de la plupart des hôpitaux de Paris.

Il en est de même en province, exception faite de quelques départements.

La séparation entre les tuberculeux et les autres malades dans nos hôpitaux est à l'ordre du jour de la lutte antituberculeuse. En effet, « parmi les mesures à prendre contre la propagation de la tuberculose, il en est peu dont la mise en pratique soit plus urgente et dont la réalisation s'impose avec plus d'évidence [1] ».

Dès 1896, l'isolement obligatoire avait été reconnu comme le meilleur moyen de combattre et de traiter les tuberculeux, « parce qu'ainsi on évitera la contagion et parce que dans les hôpitaux spéciaux les tuberculeux seront dans les meilleures conditions thérapeutiques [2] ».

En 1898, l'Académie de médecine, après le rapport de M. Grancher sur la prophylaxie de la tuberculose, décidait que « les tuberculeux doivent être traités dans des pavillons spéciaux ».

En 1900, la Commission de la tuberculose, après avoir entendu le rapport de M. Brouardel, aboutit à une conclusion identique.

(1) Dr Armaingaud, *Rapport à la Commission permanente de la tuberculose* sur l'isolement des tuberculeux.

(2) Dr Roux dans le rapport Grancher-Thoinot, *Sur la tuberculose dans les hôpitaux.*

Il en fut de même en 1902, à la Société de médecine des hôpitaux de Paris (rapport de M. Barth).

Enfin le 19 décembre 1903, la Commission permanente de la tuberculose, présidée par M. Léon Bourgeois, adoptait, à la suite du rapport de M. Armaingaud, les quatre conclusions suivantes :

1° *Dans tous les hôpitaux publics, les administrations compétentes doivent interdire toute relation directe ou indirecte entre les malades tuberculeux et les malades non tuberculeux;*

2° *Les tuberculeux doivent être soignés dans des hôpitaux distincts qui leur seront exclusivement consacrés et ils ne seront pas admis dans les autres. Les villes qui possèdent plusieurs établissements hospitaliers seront invitées en conséquence à affecter immédiatement aux tuberculeux un ou plusieurs de ces établissements;*

3° *Dans les villes où l'affectation aux tuberculeux d'un hôpital tout entier est impossible, des quartiers distincts leur seront exclusivement réservés;*

4° *Même dans le cas où l'on ne pourra faire ni hôpital spécial, ni quartier spécial, les tuberculeux ne devront pas être soignés dans les mêmes salles que les non tuberculeux.*

Au début de 1904 paraissait une circulaire du président du Conseil, ministre de l'Intérieur, adoptant ces quatre conclusions, circulaire adressée aux préfets et les priant de « tenir la main à ce que l'on s'y conforme dans le plus bref délai possible. »

L'Administration générale de l'Assistance publique (1) n'avait pas attendu pour faire concourir les autres réformes à la solution du problème. Une Commission du Conseil de surveillance s'était réunie et avait décidé l'emploi de ressources sur le fonds de 45 millions (emprunt pour les grands travaux hospitaliers).

M. G. Mesureur, directeur de l'Administration, s'inspirant de la circulaire ministérielle, posa résolument devant le Conseil de surveillance la question hospitalière :

(1) A. Mesureur, *Œuvre de l'assistance publique à Paris contre la tuberculose.*

« Je crois fermement que c'est un devoir social pour les administrations hospitalières d'isoler les malades tuberculeux des autres malades, que cet isolement ne sera réel que dans des hôpitaux distincts ou dans des quartiers isolés eux-mêmes des autres parties de l'hôpital [1].

« Le 5 mai 1904, une nouvelle communication au Conseil de surveillance faisait connaître les mesures précises par lesquelles le directeur entendait réaliser le programme conformément à la circulaire ministérielle. »

Le traitement de la tuberculose devait avoir ses services, ses quartiers, ses hôpitaux et ses consultations avec deux grands dispensaires en dehors des circonscriptions hospitalières. Certains services étaient retirés à la médecine et affectés à la tuberculose avec un total de plus de 2000 lits. Les hôpitaux à quartiers distincts et à consultation externe étaient dans ce projet : Boucicaut, Broussais, Hôtel-Dieu (annexe), Saint-Antoine, Saint-Louis, Bastion 27 sur la rive droite; à Tenon, à Laënnec sur la rive gauche, deux grands dispensaires antituberculeux devaient être créés [2].

Le 29 octobre 1904, M. Léon Bourgeois faisait accepter par la Commission permanente de la tuberculose la création d'une Commission mixte de l'isolement des tuberculeux (étaient représentés dans cette Commission : le Conseil de surveillance de l'Assistance publique, la Société médicale des hôpitaux, la Commission du Ministère de l'intérieur et l'Administration), qui émettait en novembre 1904 les vœux suivants :

« 1° Immédiatement et simultanément, il sera créé ou adapté, par les soins de l'Assistance publique, un ou plusieurs hôpitaux spéciaux de cure pour les tuberculeux;

« 2° Dans chacun des hôpitaux parisiens, des quartiers spéciaux proportionnés au nombre des tuberculeux seront réservés à ces derniers;

(1) Communication au Conseil de surveillance du 4 février 1904.

(2) A. Mesureur, *Œuvre de l'assistance publique à Paris contre la tuberculose.*

« 3° A mesure que seront créés des établissements spéciaux pour les tuberculeux, l'Assistance publique affectera exclusivement aux non tuberculeux des services de même importance ou tout au moins d'importance analogue;

« 4° Dans les établissements hospitaliers à construire, il sera toujours prévu un quartier spécial et complètement séparé des autres, lequel sera consacré aux tuberculeux. Le nombre de lits de ce quartier devra être au moins le tiers du nombre des lits de tout l'hôpital, c'est-à-dire environ la moitié du nombre de lits de médecine;

« 5° Dans les hôpitaux spéciaux et dans les quartiers spéciaux, un certain nombre de boxes seront installés dans les salles, permettant d'isoler les uns des autres les malades suivant les indications données par le chef de service;

« 6° Les malades atteints de tuberculose pulmonaire ouverte doivent être isolés par mesure de protection pour les autres malades. Ils seront placés dans des salles spéciales réservées à la chirurgie dans le quartier des tuberculeux ou tout au moins dans des salles complètement isolées, ou boxes d'isolement, dans chaque service de chirurgie;

« 7° Les malades atteints de tuberculose pulmonaire fermée, non contagieux, seront soignés de l'affection chirurgicale indépendante dans le service commun de chirurgie. »

Enfin, lors du Congrès international de la tuberculose de Paris (octobre 1905), le Dr Letulle déposait dans la 4e section un vœu relatif aux quartiers spéciaux réservés aux tuberculeux dans les hôpitaux généraux.

Actuellement (en janvier 1906), la question n'est pas encore résolue, et Paris ne possède réellement comme service d'isolement que le service du Dr Letulle, à Boucicaut. Les travaux de réfection exécutés pour l'instant ont momentanément fait suspendre le fonctionnement des services de tuberculeux qui avaient été organisés à Hérold (enfants), à Lariboisière (adultes). Disons cependant qu'un établissement important est sur le point d'être mis en service ; un autre « est en projet et la dépense est gagée [1] ».

Le Conseil municipal est actuellement saisi de divers projets ayant pour objet la construction de l'Asile de la ville de Paris. Compris dans le plan de campagne des grands travaux hospitaliers pour une somme de 6 700 000 francs, cet établissement, qui est à construire et qui doit recevoir les tuberculeux des deux sexes à tous les degrés de la maladie, comprendra environ 1800 lits.

Dans la banlieue, l'Assistance publique achève de construire à Brévannes un quartier réservé aux tuberculeux.

Enfin, en province, des pavillons d'isolement sont en construction ou vont être construits à Montpellier, Béziers, etc.

Donc, en résumé, tous les hôpitaux ont créé ou créeront des services hospitaliers d'isolement, au fur et à mesure que les locaux dont ils pourront disposer et les ressources de leur budget le leur permettront [2].

PARIS

Hôpital Boucicaut [3].

(Rue de la Convention, XVe arrondissement.)

Nombre de lits : 69.

Deux pavillons d'isolement et de cure réservés aux tuberculeux du service de médecine (médecin en chef : Dr *Maurice Letulle*).

(1) André Mesureur, *Œuvre de l'assistance publique à Paris contre la tuberculose.*

(2) Bibliographie : Dr Coutenot, *Un service spécial des maladies tuberculeuses.* — Dr P. Georges, *Le rôle de l'hôpital dans la lutte antituberculeuse.* — Dr L. Job, *Hospitalisation des tuberculeux.* — Dr Letulle, *Cure d'air à l'hôpital.* — Dr R. Mercier, *L'expansion tuberculeuse à Tours.* — A. Mesureur, *Œuvre de l'assistance publique à Paris contre la tuberculose.* — *Recueil des travaux de la Commission permanente de préservation contre la tuberculose*, 1905.

(3) D'après les documents qui nous ont été communiqués par M. le Dr Maurice Letulle.

Les deux pavillons ouverts en même temps que l'hôpital, à la fin de novembre 1897, sont destinés à isoler les malades tuberculeux pulmonaires entrés dans le service de médecine générale.

Le pavillon Peter, réservé aux hommes, comporte 28 lits budgétaires et 13 lits supplémentaires constamment occupés, soit 41 lits.

Le pavillon Damaschino, pour les femmes, a 18 lits budgétaires et 10 lits supplémentaires également toujours pris, soit 28 lits.

Ces 69 lits sont complétés par deux petites salles de cure d'air installées dans les jardins de l'hôpital et munies de 30 chaises longues, nombre toujours insuffisant eu égard à celui des malades qui pourraient profiter de la cure d'air.

Les malades des pavillons B, comme on les désigne communément à Boucicaut, jouissent d'un régime alimentaire spécial, dont voici la teneur :

5 1/2 heures du matin	: thé.
7 1/2 — —	: soupe.
9 — —	: « l'apéritif de Boucicaut » [1].
11 — —	: déjeuner (3 plats et en plus le jeudi et le dimanche du café).
3 heures du soir. .	: goûter (facultatif).
5 — —	: souper (1 potage, 3 plats).

En plus, les malades ont droit à 1 litre de lait et à une bouteille de bière par jour. Pain à discrétion.

Grâce à ce régime généreux, tout tuberculeux arrivant encore curable est assuré de trouver rapidement un soulagement.

La cure comporte : le « repos méthodique », la vie à l'air, en permanence (fenêtres ouvertes jour et nuit) avec toutes les médications appropriées. La température du corps est prise matin et soir ; pesée hebdomadaire.

[1] Mélange composé de lait bouilli, jaune d'œufs battus, poudre de viande Trouette-Perret et sucre vanillé.

Depuis l'ouverture de l'hôpital jusqu'au 1er juillet 1905 (91 mois), le mouvement des malades a été le suivant :

ANNÉES	ENTRÉES			DÉCÈS		
	Hommes.	Femmes.	Total.	Hommes.	Femmes.	Total.
1897 (décembre). 1898.	136	82	218	58	26	84
1899.	167	86	253	54	34	88
1900.	176	107	283	76	44	120
1901.	140	217	357	98	52	150
1902.	229	45	274	101	28	129
1903.	223	148	371	98	59	157
1904.	251	155	406	111	50	161
1905. (1er semestre).	152	89	241	51	30	81
Totaux : **91 mois.**	**1 474**	**929**	**2403**	**647**	**323**	**970**

En résumé, sur 2403 malades tuberculeux entrés en méecine à Boucicaut, depuis l'ouverture de l'hôpital jusu'au 1er juillet 1905 :

1474 hommes	fournissent. .	647 décès.
929 femmes	—	323 —
2403 entrées	—	970 décès.

Ainsi, pour les hommes, près de la moitié et pour les emmes un peu plus du tiers succombèrent.

Sur les 1433 tuberculeux sortis vivants de Boucicaut 27 hommes et 606 femmes), un nombre infime s'en allèent cliniquement guéris; beaucoup ne firent que passer uelques jours (ou mêmes quelques heures) dans les alles; un plus grand nombre encore, après un séjour ès prolongé furent emportés moribonds.

La faible proportion de malades améliorés s'explique, insi que la grande mortalité signalée dans la statistique récédente, par l'état d'esprit des ouvriers et ouvrières de

Paris qui, craignant l'hôpital d'une part et de l'autre ne consentant à soigner leur « bronchite » qu'à la dernière extrémité, viennent à l'hôpital bien plutôt pour y mourir que pour s'y faire traiter avec l'espoir d'une guérison encore possible.

Le nombre des « journées d'hôpital » consacrées aux tuberculeux de Boucicaut a été de 135 108 journées de 1897 au 1er janvier 1905.

Des projets étudiés permettront d'adjoindre au service du Dr M. Letulle un pavillon de 60 lits dès que des disponibilités budgétaires se produiront.

Hôpital Necker.

Signalons aussi les mesures prises par le Dr Barth dans son service de l'hôpital Necker : « J'ai pu réaliser avec le concours de l'Administration un ensemble de mesures qui, sans bouleversement et sans grandes dépenses, me permettent d'obtenir l'isolement *pratique* des tuberculeux et rendent le danger de contagion tout à fait négligeable. Dans chaque salle, une section est réservée aux tuberculoses ouvertes; une autre section, séparée par des cloisons vitrées, reçoit les malades susceptibles d'être contagionnés; les tuberculeux n'y sont pas admis. Des chambres ou boxes faciles à désinfecter permettent d'isoler les cas douteux ou ceux qui exigent une surveillance particulière. Grâce à cette organisation et à la propreté scrupuleuse du mobilier et des salles, où le lavage quotidien est de règle, la recherche des bacilles, faite journellement par mon chef de laboratoire, M. le Dr G. Michaux, dans le mucus nasal de plusieurs malades pris au hasard, n'a donné que des résultats négatifs (1).

(1) Communication faite par le Dr Barth au *Congrès international de la tuberculose* (4e section).

BANLIEUE.

BRÉVANNES (SEINE-ET-OISE)

Hospice de Brévannes [1].

Nombre de lits projetés. — Tuberculeux adultes : 454 et tuberculeux enfants : 92.

Dans cet hospice, qui dépend de l'Assistance publique, le quartier réservé aux tuberculeux comprendra 227 lits d'hommes et 227 de femmes; il se composera de deux corps de bâtiments à trois étages reliés par des galeries couvertes. Il sera établi des galeries à cure d'air le long des passages qui relient les pavillons. D'autres galeries semblables s'étendront sur une longueur de 218 mètres contre le mur de clôture.

Les constructions sont en cours et leur achèvement semble prochain.

(Pour le pavillon des enfants, voir p. 75.)

DÉPARTEMENTS.

AISNE

Des services hospitaliers d'isolement existaient déjà depuis un certain temps aux chefs-lieux de département et d'arrondissement, Laon, Saint-Quentin, etc., lorsque parut la circulaire ministérielle du 15 janvier 1904. Les hôpitaux de moindre importance ont tenu ou tiendront compte des instructions en question au fur et à mesure

[1] Desservi par la station de Limeil-Brévannes, gare de la Bastille.

que le leur permettront les locaux dont ils pourront disposer et les ressources de leur budget.

BOUCHES-DU-RHONE
MARSEILLE
Hôpital de la Conception.

Le pavillon Tivollier est réservé aux tuberculeux.

DOUBS
BESANÇON

Un service spécial pour les hommes tuberculeux a été ouvert à l'hôpital Saint-Jacques en 1892, sous la direction du Dr *Coutenot.*

C'est le premier service de ce genre créé en France, il comprend (1) deux salles exposées l'une au Midi, 23 lits, l'autre au Nord, 20 lits, mais protégée par un des bâtiments de l'hôpital contre le vent.

Personnel, matériel, lingerie, cabinets d'aisance, tout un agencement particulier facile à désinfecter quotidiennement complètent les mesures d'hygiène.

Les communications avec les autres services ne sont pas possibles; une autre salle spéciale, destinée à l'isolement des femmes, a été ouverte en 1899 sous la direction du Dr *Gauderas.* D'après le Dr Georges ces services seraient actuellement des services d'incurables pour les phtisiques du 3e degré.

(1) Dr F. Coutenot, *Revue médicale de la Franche-Comté*, août 1892.

GARD

Dans ce département, à Nîmes, à Castelnaudary, à Limoux et au Vigan existent des services hospitaliers d'isolement.

ILLE-ET-VILAINE (1)

RENNES

Une des salles du service du Dr *Follet*, la salle Saint-Ignace, est exclusivement affectée aux phtisiques.

INDRE-ET-LOIRE

TOURS

Le service de clinique médicale dispose de 17 lits consacrés aux tuberculeux hommes ou femmes.

LOIRE-INFÉRIEURE

NANTES

36 lits à l'Hôtel-Dieu.
Médecin, M. le Dr *Bécigneul.*

MAINE-ET-LOIRE

Il existe un service hospitalier d'isolement pour tuberculeux à l'hôpital d'Angers. 24 lits sous la direction du Dr *Jagot*, une vaste pièce attenant aux dortoirs est amé-

(1) Dr P. Georges *thèse de Paris*, 1904.

nagée en réfectoire, une galerie de cure d'air contient 18 chaises longues.

MEURTHE [1]

NANCY

La Ville de Nancy vient d'acheter la grande propriété des Dames du Sacré-Cœur, expulsées, et doit y créer un hôpital pour tuberculeux. Toutefois ce projet ne pourra être réalisé avant 3 ans.

RHONE

LYON

L'hôpital Saint-Pothin dispose d'une salle spéciale pour les tuberculeux sous la direction de M. le Dr *Garel.*

SAONE-ET-LOIRE

AUTUN

Un service hospitalier d'isolement pour les tuberculeux fonctionne à l'hôpital d'Autun sous la direction du Dr *Grillot.*

SAVOIE

CHAMBÉRY

Un service d'isolement de 15 lits existe à l'hôpital Saint-François.

(1) Communication de M. le Dr Spillmann, 15 décembre 1905.

SEINE-INFÉRIEURE

A. LE HAVRE

Hôpital Pasteur.

A l'hôpital Pasteur, 4 pavillons sont réservés aux tuberculeux, 3 pour les hommes avec 124 lits, 1 pour les femmes.

L'un d'eux a été spécialement aménagé en vue d'y soumettre les malades à la cure d'air, de repos et de suralimentation.

Sur sa façade sud a été construite une galerie de 30 mètres de long communiquant avec les pavillons par un couloir couvert et qui permet la cure d'air par tous les temps. Des chaises longues sur le modèle de celles employées à Leysin y sont installées. Une des pièces du sous-sol a été convertie en réfectoire.

Un régime alimentaire spécial est accordé aux malades.

Médecin en chef : M. le Dr *Frottier*.

Médecin : M. le Dr *Renan*.

Les chiffres suivants, empruntés à la thèse du Dr P. Georges (1), montrent les résultats obtenus à l'hôpital Pasteur dans l'un des pavillons d'isolement sur 56 malades traités :

Très améliorés . .	1 soit	1,66 pour 100	} 45 p. 100.	
Améliorés	25	43,33 —	}	
Stationnaires. . .	21	35,00 —		
Aggravés.	4	6,56 —		
Décédés.	8	13,33 —		

A l'hospice général une salle est spécialement affectée aux tuberculeux.

(1) Dr Paul Georges, *Le rôle de l'hôpital dans la lutte antituberculeuse*, Naud. 1904, Paris.

B. ROUEN

L'*aérium* (1) de l'hospice général de Rouen est représenté par deux galeries de bois élevées dans le jardin de l'hôpital avec une dépense inférieure à 4000 francs.

Les enfants y font la cure, hiver et été, pendant le jour. Pendant la nuit, ils rentrent dans les salles communes dont les fenêtres ne ferment jamais.

Les enfants reçoivent une nourriture spéciale et des vêtements spécialement chauds. Ils sont soumis à une discipline qui vise surtout l'antisepsie médicale.

Deux groupes d'enfants ont fréquenté l'aérium :

A) Les convalescents de maladies infectieuses et surtout d'affections thoraciques;

B) Les tuberculeux avérés.

Les résultats sont très bons.

VIENNE

POITIERS

Hôtel-Dieu de Poitiers (2).

Nombre de lits : 20.

Dans l'Hôtel-Dieu de Poitiers, 2 salles, l'une au 1er étage, l'autre au 2e sont réservées, la 1re aux femmes, la 2e aux hommes, dans le pavillon construit à la partie droite du jardin de l'hôpital. Les enfants sont dans un petit pavillon spécial. Le service des tuberculeux adultes est complète-

(1) Extrait d'une communication de M. le Dr Brunon, de Rouen, au *Congrès international de la tuberculose*, Paris, 1905.

(2) Extrait d'une communication de M. le Dr Jablowski. Assemblée générale de la Fédération antituberculeuse du 2 octobre 1905.

ment isolé et n'a aucune communication avec les autres services du pavillon. Le cubage est d'au moins 30 mètres cubes par lit; la ventilation est assurée par 6 grandes fenêtres. Les 10 lits de chaque salle ont leur tête appuyée à une cloison vitrée parallèle à la façade, permettant la surveillance depuis le couloir vitré séparant ces 2 salles. Toute l'installation répond aux exigences de l'hygiène moderne. Il y a un laboratoire pour les recherches bactériologiques, des cabinets d'inhalation, une chambre à 2 lits pour les laryngés, etc.

Le régime alimentaire comprend : le matin, du chocolat ou du lait, puis, à chaque repas, un potage et deux plats.

Certains malades reçoivent en outre, par jour, de 60 à 150 grammes de viande crue ou 4 œufs, suivant l'ordonnance du médecin. La boisson consiste en bière, lait pasteurisé, vin blanc ou rouge à volonté.

Les malades sont pesés toutes les semaines.

Ceux qui peuvent quitter leurs lits ont à leur disposition des fauteuils en osier et des chaises longues alignées le long de l'allée limitrophe de la maison hospitalière et voisine du Jardin des Plantes.

Depuis son ouverture (1901), le pavillon a reçu une centaine de malades, dont les deux tiers environ appartiennent au sexe masculin ; un grand nombre d'entre eux ont été améliorés, mais la plupart ne séjournent pas assez longtemps dans les salles pour obtenir une amélioration durable.

La visite est faite quotidiennement par les médecins de l'hôpital ou par le professeur de clinique interne de l'École, assisté d'un interne attaché spécialement au service du pavillon, et qui fait la contre-visite du soir.

CHAPITRE V

JARDINS OUVRIERS, MAISONS DE REPOS, CITÉS AGRICOLES, FAMILISTÈRES

LES JARDINS OUVRIERS

« En Allemagne, le Sanatorium n'a été que l'étendard de la lutte antituberculeuse, le véritable combat réside dans la création de maisons ouvrières et de jardins ouvriers. »

Dr PANNWITZ.

Le jardin ouvrier représente dans la lutte contre la tuberculose un instrument de prévention et d'assistance ; « Il écarte l'ouvrier des foyers d'agglomération humaine. et par conséquent des lieux contaminés par le bacille de Koch; il fournit de l'air pur et vivifiant; il traduit d'une manière éminemment pratique la formule doctrinale de Grancher : de l'air pur, encore de l'air pur, toujours de l'air pur; il procure un supplément très appréciable d'aliments sains, nourrissants et rafraîchissants; il détourne du cabaret; en un mot, il remplit toutes les indications demandées pour la prophylaxie et la guérison de la tuberculose [1] ».

Le jardin ouvrier joue encore le rôle d'Œuvre annexe et complémentaire du Sanatorium s'occupant du tuberculeux après son séjour dans l'établissement,

Combien de fois, en effet, le tuberculeux, guéri ou

(1) Dr Lancry.

amélioré par la cure, ne retombe-t-il point malade, ne perd-il en quelques semaines le bénéfice du traitement suivi pendant de longs mois, lorsqu'il retrouve, en reprenant sa vie normale et son labeur de chaque jour, la maison contaminée, l'air souillé des ateliers et des cabarets, l'alimentation insuffisante.

C'est pour remédier à cet état de choses qu'avaient été créées en Allemagne les Œuvres dites post-sanatoriales (*Ländliche Kolonien für Heilstätten Entlassene. — Fürsorge nach der Kur. — Uebergang in Beruf*) destinées à recevoir les malades sortant du Sanatorium, à leur faciliter ou le passage de la vie de repos, menée dans les maisons de cure, au travail quotidien, ou le changement de profession.

Ce rôle est joué en France par les jardins ouvriers.

Ceux-ci représentent une Œuvre de « post-cure » qui fournit au malade guéri ou convalescent un travail physique facile, le réhabituant à la reprise de son labeur quotidien, qui lui permet d'améliorer le menu de ses repas, et qui lui donne la possibilité, aux heures de repos ou après des jours de surmenage, de remplir ses poumons d'un air pur et vivifiant. De plus, les jardins ouvriers, en initiant peu à peu l'habitant des villes à la culture de la terre et aux travaux des champs, lui donnent toute facilité, le jour où il lui sera démontré que son labeur à l'atelier, dans la mine, le conduit ou le ramène à la tuberculose, pour trouver une nouvelle profession compatible avec son état de santé : c'est ainsi que, sans apprentissage spécial, il pourra changer le pic du mineur ou le maillet du forgeron manié dans une atmosphère raréfiée et viciée, contre la pelle du jardinier ou la pioche du laboureur remuée au grand air des champs ou des jardins.

« A tous ces avantages, quelques groupes de jardins ouvriers en ont ajouté un autre, dont l'influence aura une importance capitale pour la prophylaxie de la tuberculose. C'est la construction de maisons à bon marché par et sur le jardin (1). »

(1) Sersiron, *Jardins ouvriers*, p. 8.

L'étude consacrée aux jardins ouvriers de Saint-Étienne montre nettement comment ce but a pu être atteint.

Historique. — Sans remonter au xve siècle et aux terrains cultivables mis à la disposition des pauvres par Anne de Beaujeu, nous rappellerons que, dès 1872, à Beauvais, le Conseil municipal mit en location, au prix de 2 francs l'are, 86 ares de terrain appartenant à la Ville, qui furent partagés entre 27 preneurs; cet exemple fut bientôt suivi par Boulogne-sur-Mer, qui attribuait gratuitement, aux personnes désignées par le Bureau de Bienfaisance, des jardins de 100 à 200 mètres. De même à Reims, Besançon [1].

La charité privée ne restait pas inactive et, en 1889, *Mme Hervieu* fondait à Sedan l'*Œuvre de reconstitution de la famille*, société d'assistance par le travail de la terre. « C'est l'Œuvre mère des jardins ouvriers de France que M. l'*abbé Lemire* a créée sous le nom de : Ligue du coin de terre et du foyer [2]. »

Actuellement, de nombreux jardins ouvriers sont chaque jour fondés par les membres des Conférences de Saint-Vincent-de-Paul, par les bureaux de bienfaisance (Nancy), etc.

Le nom du *R. P. Volpette* et celui du Dr *Lancry* restent attachés à la formation des jardins ouvriers de Saint-Étienne et de Dunkerque.

Enfin, les Compagnies minières et les Sociétés industrielles créent autour de leurs exploitations des habitations ouvrières saines, entourées de jardins et destinées aux plus modestes de leurs employés.

En 1904, 97 villes françaises possédaient des jardins ouvriers couvrant une superficie totale de 270 hectares; cette étendue de terrains, divisée en 6453 jardins, apportait aide et assistance à 46144 personnes (Sersiron).

Nous donnons dans les pages suivantes une courte notice sur les jardins ouvriers de Paris, Saint-Étienne, Sedan. Pour les autres villes, on consultera la carte des

(1) Rivière, *Jardins ouvriers en France et à l'étranger.*

(2) Lallement, *Assistance par le jardin*

Jardins ouvriers, dressée, pour le Congrès de 1905, par le Pr Landouzy et le Dr Sersiron (1).

PARIS ET BANLIEUE (SEINE)

Société des jardins ouvriers de Paris et banlieue.

Fondée en mai 1904, par la Ligue du Coin de terre et du Foyer, cette Ligue a pour but d'étudier et de propager toutes les mesures propres à établir la famille sur sa base naturelle, qui est la possession de la terre et du foyer.

Ses Œuvres principales sont : jardins ouvriers, habitations ouvrières saines, assistance par le travail de la terre, bien de famille insaisissable, art et hygiène du foyer ; mais comme le disait à Arras, lors du Congrès d'Alliance d'Hygiène sociale, le Dr Lancry : « Le jardin ouvrier est la partie la plus retentissante, la plus suggestionnante et surtout la plus actuelle du programme de la Ligue du Coin de terre et du Foyer ».

L'Œuvre, qui avait débuté avec les quatre jardins que Mme Richard Béranger avait mis à la disposition de M. l'abbé Lemire, à Levallois, compte actuellement dans l'intérieur de Paris :

Quai de Valmy.	6	jardins.
Passy (rue Mirabeau).	8	—
Boulevard Brune.	10	—
Rue de la Sablière (en formation).	10	—
La Roquette (en formation). . . .	40	—

(1) Se reporter aussi aux ouvrages suivants : Lallement, *Assistance par le jardin*, Nancy, Berger-Levrault, 1900. — Dr Lancry, *Congrès de l'Alliance d'Hygiène sociale à Arras*, juillet 1904. — L'abbé Lemire, *Le coin de terre et le Foyer*. — Rivière, *Jardins ouvriers en France et à l'étranger*, Rondelet, Paris, 1899. — Sersiron, *Les jardins ouvriers dans la lutte contre la tuberculose*, Marétheux, Paris, 1905.

Dans la banlieue :

Levallois-Perret	14	—
Saint-Ouen (non compris la partie louée à la paroisse bretonne de M. l'abbé Cadic.	21	—
Issy (répartis sur 4300 m² environ).	30	—
Courbevoie.	4	—
Plaisance.	10	—
Passy	7	—

Et plusieurs jardins à Sceaux, Bercy (conférence Saint-Vincent de Paul), Saint-Mandé (conférence Saint-Vincent de Paul).

Autant que possible ces jardins ne sont attribués qu'à des familles de 5 enfants au moins; ils doivent avoir une superficie d'environ 120 mètres carrés avec une partie réservée aux enfants, et contenir une tonnelle.

L'Œuvre possède dans toute la France des comités d'action dont le but est de répandre dans le pays entier la création de jardins ouvriers.

BUREAU DE LA LIGUE.

MM. l'abbé Lemire, Louis Rivière, Adrien Michel.
Siège social : 26, rue Lhomond.

Jardins ouvriers de Saint-Étienne.

Cette Œuvre se propose l'assistance des indigents par le travail.

Elle fut fondée en 1894. Deux champs furent loués, un troisième fut donné; la superficie totale de ces terrains était de 4 hectares 90 ares que l'on partagea entre 98 familles.

La matière première ne suffisait pas, il fallait encore clore les terrains, acheter des outils, des engrais et amener les eaux de la ville ; les dépenses, pour l'année 1895, s'élevèrent à 3 500 fr., et les récoltes à 6 000 fr.; les secours étaient donc presque doublés au seul point de vue pécuniaire.

Encouragé par cette expérience, le fondateur marcha rapidement dans la voie où il s'était engagé. Actuellement les jardins sont au nombre d'environ 700, répandus autour de la ville.

Les avantages de cette institution furent vite appréciés; mais bientôt les bénéficiaires ne se contentèrent plus de cultiver et de récolter des légumes, ils voulurent encore avoir dans leurs jardins un abri pour se reposer et reprendre haleine; ils élevèrent alors des tonnelles, puis ces courtes haltes, au grand air et chez soi, éveillant en eux des instincts de propreté et d'hygiène, ils allèrent consulter le fondateur.

Des maisons n'allaient pas tarder à s'élever: d'abord chacun s'arrangea à sa façon, utilisant tous les matériaux qu'il rencontrait; les habitations qui en résultèrent n'étaient ni très luxueuses ni très confortables, mais à tout prendre elles étaient toujours mieux que les bouges infects dans des rues étroites et surpeuplées.

En 1898, fut créée une caisse rurale, système Raiffeisen-Durand, qui devait fournir aux ouvriers les capitaux nécessaires à la construction de leurs maisons.

Les capitaux étaient trouvés; il ne restait plus qu'à se procurer des matériaux de bonne qualité et de prix aussi peu élevé que possible ; c'est pour atteindre ce but qu'a été construite une briqueterie actuellement en pleine prospérité.

L'Œuvre compte actuellement 700 jardins, mais il n'y a que 49 maisons abritant 97 ménages. Construites en dehors de la ville, sur des montagnes d'environ 600 mètres d'altitude, elles constituent, pour ceux qui les habitent, de véritables Sanatoriums ; aussi a-t-on remarqué que, dans ces familles, la santé est meilleure et la mortalité moindre que partout ailleurs. En effet, si l'on calcule sur une période de trois années, nous n'avons à enregistrer que 10 décès sur une population de 508 habitants, ce qui donne une mortalité de 0,65 pour cent.

Sur ces 10 décès il y a 2 cas de tuberculose provoqué par l'alcoolisme et contractée bien avant l'occupation des nouvelles maisons.

En 1902, l'Œuvre des Jardins ouvriers subit une modification d'ordre administratif; pour se conformer à la loi sur les Associations, du 1er juillet 1901; elle se constitua en :

« Association pour le Jardin et le Foyer de l'ouvrier » et déposa ses statuts à la Préfecture le 5 juillet 1902.

Les conditions exigées pour le recrutement des ouvriers portent sur quatre points principaux :

1° être indigent;

2° être honnête;

3° ne pas travailler les dimanches et jours de fêtes;

4° ne rien céder ou sous-louer de son jardin ou de son immeuble sans une permission expresse.

Jusqu'ici les ouvriers avaient bénéficié des terrains de l'Association sans qu'il en coûtât la moindre somme; à la suite de certains abus et pour atténuer le caractère charitable de l'Œuvre, en même temps que pour obtenir plus d'ordre, il a été décidé qu'à partir de 1906 on percevrait une légère location dont le prix a été établi à raison de 1, 2 et 3 centimes le mètre carré, selon la qualité du terrain.

SEDAN

Fondée en 1889 par Mme *Hervieu.*

Les jardins occupent actuellement plus de 2000 mètres carrés autour de la ville, ils sont donnés gratuitement; leurs dimensions sont proportionnelles à l'importance de la famille qui les cultive, 321 familles comprenant 1251 personnes les habitant.

La Société fournit les instruments, graines, engrais nécessaires aux besoins des familles locataires.

Les ressources de l'Œuvre sont assurées par les cotisations annuelles des membres, par le produit des quêtes faites chaque année par une vingtaine de dames qui se partagent les différents quartiers, et par une subvention de la Ville.

CHAMPIGNY-EN-BEAUCE (LOIR-ET-CHER)(¹)

Fondée en 1872 par M. Dessaignes, ancien député de Loir-et-Cher, la cité d'ouvriers agricoles est destinée à loger sainement et largement les ouvriers et leurs familles et à servir de modèle d'hygiène.

Elle compte plus de 40 habitations bâties en pierre élevées sur 2 ou 3 marches les isolant du sol. A l'intérieur, les maisons sont pourvues d'un carrelage facile à laver; les murs blanchis à la chaux sont rebadigeonnés à chaque changement de locataire où en cas de maladie; les fenêtres s'ouvrent largement sur des rues spacieuses, dont l'une plantée de grands arbres sous lesquels les femmes travaillent et les enfants jouent.

Des puits fournissent une eau excellente.

Chaque maison est pourvue d'un grand jardin avec plantations d'arbres fruitiers et dont les légumes alimentent amplement la famille.

Les écuries et vacheries sont aménagées de la façon la plus saine.

Le prix de location est calculé à 1 pour 100 de la dépense totale.

Au point de vue spécial de la tuberculose une statistique établit qu'en 33 ans (1872-1905) aucun cas de tuberculose pulmonaire n'est né spontanément dans la cité agricole. Pendant cette période, on a relevé 2 ou 3 cas de mort par tuberculose; les sujets atteints à Paris venaient mourir au pays natal. De deux soldats gravement pris pendant le service militaire, l'un est mort; l'autre, après un traitement

(¹) Extrait d'une communication du Dʳ Meusnier.

de 6 mois dans sa famille, s'est remis et a repris sa profession.

Une lampe à formol est mise à la disposition de la commune; en cas de décès, la maison est gratuitement désinfectée à l'eau de javel, en attendant l'appareil spécial à désinfection dont le pays sera prochainement doté.

GUISE (AISNE)

Familistère de Guise [1].

Ce Familistère occupe sur le territoire de Guise plus de 35 hectares; les usines et leurs dépendances prennent à elles seules plus de 10 hectares.

Le « Palais social » et ses dépendances, qui ont pour but de servir au bien-être et au développement moral des habitants et à faciliter entre eux la mise en pratique de l'Association, a une superficie de 2 hectares 65 ares, en y comprenant la place et les rues; les constructions seules couvrent 1 hectare 49 ares.

Le parc, la pelouse et le jardin d'agrément ont ensemble 5 hectares; les jardins potagers, 10 hectares.

Les différents groupes d'habitation comprennent ensemble 498 logements de 1 à 8 pièces; la plupart de 2 à 3 pièces, soit en tout 1091 pièces, sans compter les mansardes pour une population moyenne de 1800 habitants.

Chaque pièce a un cube d'air variant de 41 à 63 mètres cubes.

Le Palais social est un modèle d'hygiène et de confort où les habitants trouvent tout ce qui peut leur être utile au point de vue matériel, intellectuel, moral, magasins de comestibles et d'habillement, buanderie, piscines, écoles, bibliothèques, théâtres, etc.

(1) Résumé de documents communiqués par M. Loucq (Conseil départemental d'hygiène de l'Aisne).

Une nourricerie contenant 60 berceaux est annexée au familistère.

A son arrivée, tout nouvel habitant reçoit de l'Administration une brochure contenant des prescriptions hygiéniques auxquelles tout associé doit se conformer sous peine d'amendes variant de 0 fr. 35 à 5 francs.

Les résultats que peuvent donner au point de vue spécial de la tuberculose les conditions particulièrement favorables dans lesquelles se trouvent les habitants du familis tère n'ont pas été étudiées, mais voici, pour une moyenne de 10 ans, les chiffres de la mortalité générale et de la mortalité infantile.

	DANS LA VILLE DE GUISE.	AU FAMILISTÈRE.
Décès pour 1000 habitants . . .	12,13	9,85
Enfants de 0 à 1 an (décès p. 100).	21,41	15,52
Enfants de 0 à 6 mois (décès pour 100 naissances).	7,86	4,56

LIVRE III

FÉDÉRATIONS, LIGUES, ŒUVRES, SOCIÉTÉS

CHAPITRE I

INSTITUTIONS OFFICIELLES

RÉPUBLIQUE FRANÇAISE

MINISTÈRE DE L'INTÉRIEUR

Direction de l'assistance et de l'hygiène publiques.

COMMISSION PERMANENTE DE PRÉSERVATION CONTRE LA TUBERCULOSE

Créée par arrêté constitutif du 11 juillet 1903, cette Commission est chargée de prendre l'initiative, auprès du gouvernement, des mesures administratives et législatives propres à prévenir l'extension de la tuberculose.

LISTE DES MEMBRES

Président : M. Léon Bourgeois.

Vice-présidents : MM. les professeurs Debove et Grancher; Millerand, député; Paul Strauss.

Secrétaires : MM. le Dr Auclair, Albert Bluzet, Dr Georges Bourgeois, Henri Couturier, Dr Maurice de Fleury, Leclerc de Pulligny, Drs Lesage, Savoire, Weill-Mantou.

Membres : MM. Petitjean, Pédebidou, Peyrot, sénateurs; Bienvenu-Martin, Buisson, Lachaud, Morlot, Siegfried, Villejean, députés; MM. les professeurs Bouchard, Brouardel, Chantemesse, Landouzy, Lannelongue; Dr Armaingaud, Bruman, Brunot, Dr Calmette, Clos, Drs Duchateau et Faisans, Fontaine, Fuster, Grimanelli, Drs Huchard, Kelsch, Kermorgant, Lancereaux, Letulle; Mabilleau, Manoury, Dr A.-J. Martin, Masson, Mesureur, Drs Metchnikoff et Mignot, H. Monod, Mussat, Rabier, Drs Robin et Roux, Vaillard, Vallée.

La Commission de préservation est divisée en 8 sous-commissions.

SOUS-COMMISSION DE L'ÉDUCATION

Présidents : MM. Buisson, Peyrot.
Membres : MM. Fuster, Grancher, Letulle, Rabier, Landouzy, Brouardel, Armaingaud, Mabilleau, Morlot.
Secrétaires : MM. de Fleury, Weill-Mantou.

SOUS-COMMISSION DE L'ALIMENTATION

Présidents : MM. Debove, Manoury.
Membres : MM. Faisans, Chantemesse, Villejean, Lancereaux, Vallée, Bruneau.
Secrétaire : M. de Fleury.

SOUS-COMMISSION DE L'HABITATION

Président : M. Siegfried.
Membres : MM. A.-J. Martin, Masson, Bruman, Calmette.
Secrétaire : M. Lesage.

SOUS-COMMISSION DU MILIEU PERSONNEL

Présidents : Prof. Grancher, Dr Robin.
Membres : MM. Huchard, Pédebidou, Mesureur, Armaingaud, Fuster.
Secrétaire · M. Auclair.

SOUS-COMMISSION DES MILIEUX COLLECTIFS

Présidents : MM. Brouardel et Masson.

Membres : MM. Rabier, Petitjean, Morlot, Fontaine, Duchâteau, Vaillard, A.-J. Martin, Mussat, Kelsch, Mignot, Catteaux, Grimanelli, Kermorgant, Lachaud, Landouzy.

Secrétaire : M. Auclair.

SOUS-COMMISSION DU TRAVAIL

Présidents : MM. Millerand et Roux.

Membres : MM. Mesureur, Metchnikoff, Fontaine, Manoury, Mignot.

Secrétaires : MM. Lesage, Leclerc de Pulligny.

SOUS-COMMISSION DE LA DÉFENSE SOCIALE

Présidents : MM. Bouchard et Armaingaud.

Membres : MM. Letulle, Mabilleau, Faisans, Metchnikoff, Brunot, Lannelongue, Fontaine, Mesureur.

Secrétaire : M. Savoire.

SOUS-COMMISSION DES VOIES ET MOYENS

Présidents : MM. Strauss et Villejean.

Membres : MM. Clos, Bienvenu-Martin, Chantemesse, Buisson, Peyrot, Debove, Manoury, Siegfried, Grancher, Robin, Brouardel, Masson, Millerand, Roux, Bouchard, Armaingaud.

Secrétaires : MM. Savoire et Georges Bourgeois.

RÉPUBLIQUE FRANÇAISE

PRÉFECTURE DE LA SEINE

COMMISSION SPÉCIALE CHARGÉE DE RECHERCHER L'INFLUENCE DE L'HABITATION SUR L'ÉTIOLOGIE DE LA TUBERCULOSE ET D'ÉTUDIER LES MESURES A PRENDRE POUR COMBATTRE LE DÉVELOPPEMENT DE CETTE MALADIE

Cette Commission a été constituée par un arrêté du 15 avril 1905.

Président : M. le Préfet de la Seine.

Membres : MM. A. Lefèvre et Navarre, conseillers municipaux; Drs Roux, Chantemesse et H. Thierry; Juillerat, chef de bureau à la Ville; Lesueur, sous-chef technique du casier sanitaire; le Président de la Société des médecins des Bureaux de bienfaisance.

RÉPUBLIQUE FRANÇAISE

ADMINISTRATION GÉNÉRALE DE L'ASSISTANCE PUBLIQUE

3, *avenue Victoria* (*Paris*).

Directeur de l'administration générale : M. G. Mesureur. — *Secrétaire général* : M. Thilloy. — *Chef du cabinet* : M. A. Mesureur.

Se reporter aux divers établissements dépendant de cette administration qui sont décrits à leurs chapitres respectifs (1).

(1) Consulter aussi *L'œuvre de l'Assistance publique à Paris contre la tuberculose*, étude très documentée publiée à l'occasion du congrès international de la Tuberculose par les soins de M. A. Mesureur (Berger-Liosault, édit.).

CHAPITRE II

INSTITUTIONS PRIVÉES

Fédération antituberculeuse française.

Secrétariat général : 76, *avenue Malakoff* (*Paris*).

La Fédération antituberculeuse française définitivement instituée en 1903, sous la présidence de M. le prof. Brouardel, a pour but de grouper toutes les œuvres antituberculeuses françaises et de leur servir de trait d'union, tout en laissant à chacune son nom et son autonomie;

De les faire connaître par tous les moyens de publicité, de faire comprendre au public leur mécanisme et leur fonctionnement;

D'en faire ressortir l'utilité et les bienfaits;

D'élargir et développer leur action;

De provoquer partout, par une active propagande en province comme à Paris et tout d'abord dans les grands centres, la création d'œuvres similaires;

De mettre en garde le public contre les affaires commerciales qui se couvrent du manteau de la philanthropie et distinguer les œuvres sérieuses de celles qui ne le sont pas;

De mettre les œuvres antituberculeuses en rapport avec les institutions qui combattent les causes de la tuberculose, comme les ligues anti-alcooliques, les Sociétés de maisons salubres et de logements économiques;

De former un groupe national des œuvres antituberculeuses françaises pour l'allier au bureau international permanent.

La Fédération se compose d'œuvres fondatrices, d'œuvres affiliées et d'adhérents.

Les œuvres fondatrices sont celles qui ont été reconnues d'utilité publique, ou celles qui ont satisfait aux prescriptions de la loi de 1901 sur les associations et acquittent une cotisation annuelle d'au moins 100 francs.

Elles sont au nombre de 9 :

Œuvre des hôpitaux marins,
Œuvre des enfants tuberculeux,
Œuvre lyonnaise des tuberculeux indigents,
Sanatorium de Saint-Pol-sur-Mer,
Œuvre des sanatoriums populaires de Paris,
Œuvre lorraine des tuberculeux indigents,
Œuvre antituberculeuse de la Loire-Inférieure,
Œuvre des tuberculeux adultes,
Sanatorium des instituteurs.

Les œuvres affiliées paient une cotisation annuelle de 10 francs.

Elles sont au nombre de 35 :

Société des dispensaires antituberculeux de la banlieue parisienne,

Sanatorium Sainte-Eugénie, Cap-Breton,

Dispensaire antituberculeux des 8e et 18e arrondissements,

Hôpital marin de Pen-Bron,

Œuvre semuroise de défense contre la tuberculose,

Comité autunois de défense contre la tuberculose,

Ligue contre la tuberculose dans le département de la Mayenne,

Œuvre générale des dispensaires, sanatoriums et autres établissements antituberculeux de l'arrondissement de Reims,

Œuvre pour la prophylaxie de la tuberculose et l'assistance des tuberculeux indigents de la banlieue ouest de Paris,

Ligue havraise contre la tuberculose,

Œuvre de Villepinte,

Œuvre des hospices civils de Lyon,

Ligue du Nord contre la tuberculose,

Dispensaire Émile Roux, Lille,

Pour l'Enfant,

Œuvre antituberculeuse des instituteurs et institutrices de Seine-et-Oise,

Ligue de défense contre la tuberculose dans le Loir-et-Cher,

Association pour la lutte antituberculeuse en Savoie,

Œuvre du sanatorium girondin,

Sanatorium du mont des Oiseaux,

Sanatorium de Roscoff,

Ligue contre la tuberculose dans le Loiret,

Sanatorium d'Arcachon,

Sanatorium Saint-Jean-de-Dieu au Croisic,

Œuvre des bains de mer asile Dollfus à Cannes,

Ligue contre la tuberculose en Touraine,

Œuvre des dispensaires antituberculeux de Bordeaux,

Ligue antituberculeuse dans la Vienne,

Ligue meusienne contre la tuberculose,

Œuvre du traitement quotidien et gratuit des tuberculeux pauvres,

Œuvres du professeur Grancher,

Œuvre des jeunes ouvrières et employées de Paris,

Société de préservation contre la tuberculose,

Dispensaire des Tournelles,

Dispensaire de la ligue fraternelle des enfants de France.

Les adhérents prêtent à un titre personnel leur concours à la Fédération et paient une cotisation de 20 francs par an.

COMITÉ D'HONNEUR

Président : M. É. Loubet.

Vice-présidents : MM. Casimir-Perier, Bourgeois, Hérard.

BUREAU

Président : M. le prof. Brouardel.
Vice-président : M. le prof. Landouzy.
Secrétaire général : M. le Dr Sersiron.
Secrétaires généraux adjoints : MM. les Drs G. Bourgeois, H. Dehau, R. Ledoux-Lebard.
Trésorier : M. Lalance.

MEMBRES DU CONSEIL

MM. Armaingaud, Bertin, Bucqoy, Calmette, Mlle Chaptal, Chantemesse, Derecq, Dislère, Frottier, Gouël, Grancher, Abbé Lemire, Letulle, Leune, Liard, Léon-Petit, Lancry, A.-J. Martin, Oberkampf, Peyrot, Pilate, Roux, Séailles, Strauss, Spillmann.

COMITÉS TECHNIQUES

Préservation. *Président* : M. le prof. Grancher.
Assistance. *Président* : M. le prof. Landouzy.
Législation et finance. *Président* : M. Dislère.
Assainissement et génie sanitaire. *Président* : M. le Dr A.-J. Martin.

Alliance d'hygiène sociale (1).

Siège social : 5, *rue Las-Cases* (*Paris*).
Secrétariat : 4, *rue Lavoisier* (*Paris*).

Président : M. Casimir-Perier.

L'Alliance a été fondée en 1904 (assemblée constitutive du 15 juin). Aux termes de l'art 1er des statuts :

« L'Alliance d'hygiène sociale a pour but de coordonner et de seconder les efforts faits en faveur de l'hygiène

(1) D'après les documents qui nous ont été communiqués par M. Fuster.

sociale en France. Elle se propose notamment de lutter contre la tuberculose, l'alcoolisme, la mortalité infantile, etc., par l'amélioration du logement et de l'habitation, le développement de la mutualité, l'action du musée social, des sociétés d'enseignement.

« Elle réunit les représentants élus des fédérations et associations correspondant à chacun de ces modes d'intervention de l'initiative privée dans le domaine de l'hygiène sociale. Elle groupe en outre un grand nombre de membres individuels.

« L'Alliance est administrée par un Comité de direction qui comprend, sous la présidence de M. Casimir-Perier, sept vice-présidents (MM. Brouardel; Cheysson, de l'Institut; Grancher;Lourties, sénateur; Mabilleau; Siegfried, député; Strauss, sénateur); un secrétaire général (M. Fuster); un trésorier (M. Cavé) et trois autres membres (MM. A.-J. Martin; Millerand, député; Georges Picot, de l'Institut).

« Le Conseil d'administration comprend en outre dix-sept représentants d'associations ou spécialistes, tels que les Drs Calmette, Letulle, Léon Petit. Divers hauts fonctionnaires sont membres d'honneur du Conseil.

« L'Alliance crée, selon les besoins, des Comités régionaux. Nous citerons ceux de Saint-Étienne, Nantes, Lille (Dr Calmette), Arras, Lyon (Drs Arloing et Courmont), Bordeaux (Dr de Nabias), Montpellier (Dr Grasset), Nîmes, Nancy. Ces Comités entretiennent des rapports actifs avec les administrations sanitaires d'une part, et la mutualité, d'autre part.

« Deux Congrès d'hygiène sociale ont déjà été tenus en province (Arras, 1904; Montpellier, 1905). Un troisième Congrès aura lieu à Nancy en juin 1906.

« L'Alliance publie des *Annales* et un bulletin populaire depuis octobre 1905. »

La Société de préservation contre la tuberculose.

Siège social : 33, rue Lafayette. Paris (1).

Fondée en avril 1900, la Société de préservation contre la tuberculose a pour but de vulgariser la connaissance des mesures préventives que réclame la lutte contre la tuberculose, se réservant le droit de concourir à leur application, le cas échéant, par des créations spéciales.

Cantonnée pour l'heure dans la première partie de son programme, dans son œuvre d'éducation publique, la Société a édité et distribué gratuitement des instructions, des affiches, des pancartes, des brochures, des étiquettes, des cartes postales illustrées; elle a lancé des appels aux industriels, aux Sociétés de secours mutuels, aux instituteurs. Le nombre des imprimés de toute nature et de tout format dispersés par elle s'élève déjà à plus de 2 millions d'exemplaires.

Ces imprimés, tantôt la Société les a répandus elle-même, tantôt elle les a adressés sur demande à des collaborateurs qui se chargeaient d'en assurer la distribution, ou à des Ligues qui, militant contre l'alcoolisme ou faisant campagne en faveur du sanatorium ou du dispensaire, s'offraient à concourir à l'éducation publique anti-tuberculeuse.

Son bulletin mensuel, la *Préservation antituberculeuse*, dont le tirage est de 4000 exemplaires, est régulièrement adressé à 1200 sociétés d'enseignement.

La Société de préservation a fait de nombreuses conférences, dans des universités populaires, dans des centres ouvriers ou bourgeois, dans des réunions mutualistes, dans des écoles, dans les milieux les plus variés, tant à Paris qu'en province.

(1) Extrait du Rapport administratif du Dr Weill-Mantou secrétaire général, séance du 15 mars 1904.

Ces conférences ont été organisées par la Société ou faites sous le pavillon d'autres associations qui faisaient appel à son concours.

Depuis deux ans, 1500 conférences environ, préparées par la Société, ont propagé aux quatre coins du pays, notamment dans les œuvres post-scolaires, les notions élémentaires d'hygiène.

Parmi les conférences officielles, il en est qui ont eu des suites immédiates.

Deux conférences faites à Blois ont présidé à la naissance de la Ligue du Loir-et-Cher contre la tuberculose. Une conférence faite devant les inspecteurs de province de l'Association des industriels de France contre les accidents du travail, a préludé à la mise en marche de cette puissante Société et provoqué par un concours, l'invention du masque protecteur contre les poussières industrielles.

C'est encore à la Société que sont dues les notices qui figurent sur un grand nombre de livrets de famille remis par le maire à chaque nouveau ménage; de même pour les conseils insérés dans les livrets de quelques Sociétés de secours mutuels.

C'est encore à son instigation que la Préfecture de police a fait apposer des affiches sur les murs de Paris et qu'une Compagnie de chemin de fer a doté ses bureaux d'instructions murales.

La Société a aussi, entre temps, ouvert un concours public destiné à récompenser les personnes qui auraient imaginé les procédés les plus pratiques pour vulgariser les notions anti-tuberculeuses.

La Société a, en province, des membres délégués, qui prolongent son action dans leur circonscription.

Poitiers, M. le Dr Dablonski.

Nice, M. le Dr Barbary.

Ardennes, M. le Dr Doizy.

Aube, MM. les Drs Bertrand, Laumet.

La Société de préservation contre la tuberculose compte actuellement près de 2000 membres qui se décomposent ainsi :

Membres perpétuels.	230
Membres actifs	1245
Membres actifs instituteurs	348
Membres adhérents	105
Total.	1928

CONSEIL D'ADMINISTRATION

Président : M. le Dr J.-J. Peyrot; *Vice-présidents* : MM. A. Fumouze, F. Matignon, S. Périssé; *Secrétaire général* : M. le Dr J. Weill-Mantou ; *Trésorier* : M. Edgard Pourcelle; *Secrétaire-adjoint* : M. le Dr Savoire.

Œuvre de protection contre la tuberculose[1].

Siège social, 79, *avenue Ledru-Rollin. Paris.*

Cette œuvre, d'initiative privée, fut fondée en 1904, par un Comité de dames patronnesses à la tête duquel se trouvait Mlle Ancelot.

Les premiers fonds permirent d'établir au siège de l'œuvre une clinique dispensaire ou dès la première année furent données plus de 1400 consultations gratuites.

Les médecins de l'œuvre sont : MM. les Drs *G. Lièvre*, médecin; *de Clisson*, chirurgien; *Auburtin* et *Rolland*, laryngologistes.

Les excédents des recettes, résultats des quêtes faites par les dames patronnesses et des consultations payantes, données à la clinique à des heures déterminées, permirent :

1° De fournir des secours en nature : lait, médicaments, vêtements;

2° D'envoyer à la campagne, chez des paysans de la Sarthe, 8 enfants tuberculeux donnant un total de 16 mois de séjour;

3° De fonder le journal de l'œuvre, organe de propa-

(1) D'après des documents communiqués par le Dr G. Lièvre.

gande antituberculeuse, tiré mensuellement à 2000 exemplaires.

Actuellement l'œuvre étudie les moyens de fonder à Viasmes, dans la forêt de Chantilly, un sanatorium pour enfants et jeunes filles, contenant 30 lits environ.

Pour ce sanatorium, Mme Cléry a offert une propriété en plein bois, qui réunit toutes les conditions d'hygiène désirables. L'œuvre espère sous peu pouvoir subvenir aux frais d'installation et réunir un fonds de premier établissement.

La Ligue française contre la tuberculose[1]

fondée en 1891 par le Dr Armaingaud.

La Ligue a voulu être l'initiatrice de la lutte sociale contre la tuberculose en France et même à l'étranger, en mettant à l'ordre du jour des préoccupations publiques les ravages de la tuberculose et les moyens de la prévenir. Elle s'est hardiment et énergiquement adressée au public, dès 1891, pour l'éclairer sur le péril personnel, familial et social de la tuberculose. Par la distribution de ses innombrables *tracts* contenant des *Instructions prophylactiques* et ses nombreuses conférences dans les milieux les plus différents; par celles entre autres qui ont été faites aux instituteurs, avec le concours des recteurs et inspecteurs d'Académie; par les conférences-lectures que les instituteurs ainsi préparés par les médecins ont fait eux-mêmes dans un certain nombre d'arrondissements; par les séries de conférences qu'elle a ouvertes à Paris dès 1889 dans 17 arrondissements, elle a contribué pour une grande part à créer un mouvement d'opinion dont ont profité tous ceux qui à Paris ou dans le reste de la France ont plus tard

(1) D'après les documents qui nous ont été communiqués par M. le Dr Armaingaud.

fondé des Ligues et des Associations antituberculeuses. Son premier et plus pressant objectif a été atteint à partir du moment où, ayant ouvert la voie et montré l'exemple, elle eut, aidée par des concours parallèles isolés, entraîné médecins et public. Elle a continué, à côté des autres sociétés d'éducation populaire organisées à son exemple, son enseignement antituberculeux qui s'est réalisé, durant l'année 1905 à Paris, par 60 conférences dans 17 arrondissements. Son action provocatrice s'est étendue à l'étranger (Belgique, Suisse, Russie, Angleterre, Canada, Brésil), où la plupart des ligues ou associations contre la tuberculose ont été fondées sur les indications de la ligue française, ou sur son exemple et en s'inspirant d'elle.

Œuvre des Tuberculeux adultes [1]

(Reconnue d'utilité publique).

Siège social : 19, *Avenue Victor-Hugo.*

L'Œuvre des Tuberculeux adultes s'est constituée en juin 1894 avec le concours de M. le Dr Saunal. Elle ouvrit d'abord un dispensaire, 26, rue du Général-Foy. En 1900, Mlle Chaptal qui avait créé un dispensaire particulier dans le 14e arrondt, 63, rue Vercingétorix, proposa une fusion des deux entreprises, fusion qui s'effectua en février 1901 et fut suivie d'une réorganisation administrative. En 1905, par décret en date du 26 février, l'Œuvre obtint la reconnaissance d'utilité publique.

En 1902, le dispensaire de la rue Vercingétorix fut transféré, 25, rue Guilleminot, dans une maison ouvrière louée en totalité par Mlle Chaptal et une buanderie à vapeur fut installée au 23 de la même rue (cf. : le Dispensaire du 14e arrondissement, page 101). A la fin de la même année

(1) D'après les documents qui nous ont été communiqués par Mlle Chaptal.

fut créé le dispensaire d'Auteuil (cf. : le Dispensaire du 16e arrondissement, p. 103). En 1904, à la suite du départ de M. le Dr Saunal, le dispensaire de la rue du Général-Foy fut supprimé et remplacé par un autre établi rue de l'Argonne (cf. : le Dispensaire du 19e arrondissement, p. 106).

Les médecins attachés à ces dispensaires accueillent indistinctement et sans conditions toutes les personnes qui s'y présentent. Celles qui sont reconnues atteintes ou menacées de tuberculose sont immédiatement l'objet d'un traitement approprié.

Les indigents reçoivent, outre les médicaments, des bons de viande, de lait, etc. Enfin à tous les malades est fait un enseignement hygiénique et prophylactique.

En 1905, une subvention de 40 000 francs accordée à l'Œuvre sur les fonds du pari mutuel a permis le remboursement des avances consenties à l'Œuvre pour ses divers établissements.

L'Œuvre a pour but de créer et d'entretenir des sanatoriums et des dispensaires pour la cure des tuberculeux adultes indigents ou de condition modeste et des membres de leur famille menacés ou atteints de tuberculose. La prophylaxie méthodique est un des principaux facteurs de son activité et les résultats déjà obtenus à Plaisance montrent tout ce que l'on est en droit d'en attendre puisque, après 4 années, les statistiques du bureau d'hygiène ont accusé dans ce quartier, l'un des plus éprouvés de Paris, une diminution de près de moitié des cas de mort par tuberculose.

CONSEIL D'ADMINISTRATION

Président d'honneur : M. Georges Picot; *Président* : M. Henri Cherrier; *Secrétaire* : M. Jean Darcy, 192, avenue Victor-Hugo; *Trésorier* : M. Lèbe-Gigun; *Directrice* : Mlle Chaptal, 19, avenue Victor-Hugo.

Membres du Conseil : MM. E. Aynard; Mlle Allez; Mme la Baronne de Beaulieu; M. A. Boivin; M. E. Boutmy; M. Carbonnier; M. E. d'Eichthal; M. E. Flandin;

M. le Comte de Las-Cases; M. A. Leroy-Beaulieu; M. Thureau-Dangin; M. Marcel Trélat; M. Albert Vandal; M. E. Viollet.

Œuvre des sanatoriums populaires de Paris[1].

Siège social, 56, *rue de Provence*, *Paris*.

A la dernière séance du Congrès de la tuberculose de 1898, le docteur Sersiron, appuyé par le docteur Letulle proposait un vœu, qui fut adopté, — en faveur de la création de sanatoriums populaires en France. Une réunion eut lieu après cette séance, chez le professeur Grancher. Assistaient à cette réunion : les docteurs Grancher, Brissaud, Faisans, Legendre, Letulle, Barth et Sersiron, auxquels s'adjoignirent immédiatement les docteurs Landouzy et Merklen. Ce Comité décida de concentrer tous ses efforts sur un seul point : la construction d'un sanatorium pour les tuberculeux pauvres de Paris.

Les réunions du groupe d'organisation se tinrent, soit chez le président, le professeur Potain, soit chez le vice-président, le professeur Landouzy. Le 6 décembre 1899, les ondateurs, après avoir signé les statuts, ouvrirent la première liste de souscriptions, qui produisit immédiatement 19 000 francs.

Dès le début, apportèrent à l'Œuvre leur précieux concours le prince d'Arenberg et M. Paul Mirabaud.

En même temps, était formée une Société anonyme au capital de 300 000 francs. Le capital fut souscrit et au delà, en moins de quatre mois; la Société fut définitivement constituée le 30 juin 1900. Peu de temps après, était acheté le domaine de Bligny (cf. : Sanatorium de Bligny).

Le décret de reconnaissance d'utilité publique conférant la personnalité civile à l'Œuvre fut signé le 12 mai 1902.

(1) Dr Sersiron, secrétaire général de l'Œuvre.

CONSEIL D'ADMINISTRATION

Président : M. le prince d'Arenberg; *Vice-présidents* : MM. le professeur Landouzy, Paul Mirabaud; *Trésorier* : M. René Fouret; *Membres* : MM. le Dr Amodru, Émile Boivin, Robert Cottin, Charles Despeaux, Dr Maurice Letulle, Dr Pierre Merklen, comte de Montalivet; *Secrétaire général* : Dr Sersiron.

COMITÉ DES DAMES PATRONNESSES

Présidente d'honneur : Mme la comtesse Foucher de Careil; *Présidentes* : Mmes la baronne La Caze, la comtesse Alix de Pomereu; *Vices-présidentes* : Mmes Boursy, la duchesse de La Motte-Houdancourt, la baronne de Neuflize, la baronne James de Rothschild.

Médecin directeur du sanatorium, M. le Dr *L. Guinard.*

Œuvre médico-sociale antituberculeuse [1]

Siège social, 132, *rue Cardinet* (*Paris*).

(Œuvre du traitement quotidien et gratuit des tuberculeux pauvres.)

L'Œuvre du traitement quotidien et gratuit des tuberculeux pauvres, œuvre médico-sociale anti-tuberculeuse, fut créée à Paris en 1902.

Voici les éléments sur lesquels l'Œuvre s'appuie pour lutter efficacement contre la tuberculose.

1° Un ou plusieurs dispensaires antituberculeux médico-sociaux pour rechercher les tuberculeux indigents, établir sur eux et leur entourage un dossier complet, assister le malade et préserver son milieu (cf. : le Dispensaire du boulevard Garibaldi).

(1) D'après les documents qui nous ont été communiqués par M. le Dr Boureille.

2° Un sanatorium ou mieux une cure libre en campagne pour les tuberculeux curables.

3° Les colonies et demi-colonies de vacances pour les enfants (cf. : L'air pur).

4° Les jardins ouvriers extra-urbains.

5° Les restaurants économiques.

6° Les habitations à bon marché, et surtout la transformation des maisons insalubres en maisons salubres.

7° Les sociétés de sports.

8° L'enseignement antituberculeux.

Les visites des assistants-sociaux au domicile des malades, et dans leur entourage — 1213 personnes dont 369 malades — ont mis à nu toutes les misères de l'habitation insalubre et surpeuplée.

L'étude sociale des quartiers placés dans le rayon d'action de la formation antituberculeuse a été poursuivie par l'Œuvre et a donné des résultats très intéressants.

Résultats sociaux prophylactiques et médicaux en 1903 et 1904.

Population protégée = 1217 personnes (dont 191 enfants en 1904).

1° 153 logements ont été désinfectés, chaque cracheur muni d'un crachoir;

2° Le dispensaire a été désinfecté chaque semaine par les étuves municipales;

3° L'assistant a isolé les contagieux dans une pièce de leur logement, ou quand il l'a pu à la campagne, avec les précautions nécessaires et la surveillance du médecin de l'endroit ;

4° 52 familles ont occupé des logements salubres au lieu des leurs insalubres ;

5° 3 garnis, 8 immeubles, 49 logements ont été, sur l'intervention de l'œuvre, l'objet d'améliorations. Dans 3 on a installé le tout-à-l'égout;

6° Un congé de convalescence, un ajournement, 4

sursis pour 28 jours ont été obtenus de l'autorité militaire ;

7° Dans 38 cas, des améliorations ou des congés payés ont été obtenus des patrons ou des administrations;

8° En 1905 une colonie de vacances d'enfants a été envoyée 21 jours dans la Seine-Inférieure;

9° 16 conférences ont été faites, en 1904, par les docteurs Boureille, Guilloteau et Achevay, à Paris et en banlieue;

10° Des secours ont été accordés sur l'intervention de l'œuvre à 53 familles et 4 malades en 1904. Ces secours ont dépassé 50 francs ;

11° 41 malades ont été envoyés temporairement à la campagne, en congé payé. 21 familles y sont installées définitivement. 6 malades ont été admis en sanatorium et 9 dans les services urbains de tuberculeux;

12° Les malades qui n'ont pu être envoyés en sanatorium ou en cure libre à la campagne ont été traités au dispensaire. Presque tous les premiers degrés et quelques-uns des autres se sont grandement améliorés.

En tout ceci l'Œuvre n'a fait que réclamer le concours des pouvoirs publics dans l'observance des lois touchant l'hygiène et l'assistance, et réaliser au profit de ses malades, la bonne entente des organisations sociales et médicales qui ont bien voulu l'aider.

Les dépenses se sont élevées, en 1904, à 6816 fr. 47, et les recettes 6911 fr. 33.

CONSEIL D'ADMINISTRATION (BUREAU)

Président: Dr Boureille. — *Vice-Présidents* : MM. Marié-Davy, ingénieur-agronome, Nézard, chargé de conférences, à la Faculté de droit. — *Secrétaire* : Dr Guilloteau. — *Trésorière* : Mme Quéré.

Œuvre pour la prophylaxie de la tuberculose et l'assistance des tuberculeux indigents.

Siège social et secrétariat général, 33, *rue Condorcet.*

Fondée sous le patronage de M. Paul Strauss, sénateur, et approuvée par arrêt préfectoral, cette œuvre fondée en 1899 a pour but de répandre dans le public à l'aide de conférences, brochures, etc., les notions de prophylaxie contre la tuberculose, de favoriser la cure des tuberculeux indigents par des distributions de secours et des moyens d'assistance à domicile, de prévenir la contagion dans les familles de tuberculeux par la distribution gratuite de crachoirs spéciaux et par d'autres moyens dont elle pourra disposer, d'étendre la prophylaxie de la tuberculose à l'enfance en favorisant les œuvres de préservation scolaire, etc.

CONSEIL D'ADMINISTRATION

Président : MM. le Dr Savoire. — *Vice-Présidents* : Dr Boureille; Dr Dubief. — *Secrétaire général* : Bénard. — *Secrétaires* : Lagoauette; Muffa-Joly.

Président d'honneur : M. le professeur Grancher.

Union antituberculeuse des mutualités et des sociétés de prévoyance de la Seine

35-37, *rue des Petits-Champs.*

Fondée en 1903 par l'union des présidents des sociétés de secours mutuels et par l'union médicale et pharmaceutique. Son but est de venir en aide aux mutualistes et prévoyants des deux sexes atteints de tuberculose en créant des dispensaires pour les sociétaires, en les faisant admettre à prix réduits dans les sanatoriums, en allouant des secours à ceux qui sont soignés à domicile.

L'Abri.

Siège social, 3, quai Voltaire.

L'*Abri*, société de secours à l'époque du terme, tel est le titre et tel est le but de cette œuvre d'assistance créée il y a cinq ans, à Paris, par un groupe de dames bienfaisantes.

Émues de voir jeter à la rue, faute d'argent pour payer à temps leur loyer, une foule de braves ouvriers, ces femmes de cœur entreprirent en commun de secourir ces victimes de la vie sociale.

D'après l'article premier des statuts : la Société l'*Abri* a pour but de distribuer des secours au moment du terme. Ces secours auront un double objet : soit de maintenir l'indigent dans le logement qu'il occupe, soit de lui assurer ailleurs un nouveau foyer.

En procédant par voie d'enquêtes personnelles, l'Abri, a appris à regarder dans ces intérieurs menacés auxquels il venait accorder le secours d'argent. Il a vite jugé les dangers redoutables que les conditions hygiéniques, souvent déplorables, de ces logements font courir à ses assistés. Il a catalogué les maisons suspectes qui encombrent presque tous les quartiers populeux. Enfin, il a rencontré sur son chemin, partout et toujours, la tuberculose pulmonaire.

De sorte que l'Abri s'est trouvé amené, à devenir, en plus, une œuvre d'hygiène sociale, et à organiser ses enquêtes hygiéniques. Il signale au Préfet de la Seine et à ses services d'assainissement de l'habitation l'état d'insalubrité de l'immeuble où il a apporté son secours d'argent. Il envoie, dès qu'il le reconnaît utile, une carte indicatrice au service municipal de désinfection de la Ville de Paris, 6, rue des Récollets, en priant les agents de passer chez M..., demeurant...

Ligue antituberculeuse du P.-L.-M.

Cette ligue fondée par les agents du chemin de fer de Paris-Lyon-Méditerranée, poursuit un double but : 1° instruire les agents bien portants; 2° aider pécuniairement les malades.

La ligue donne ainsi aux premiers les moyens de se mettre eux et leur famille à l'abri de la tuberculose; en secourant pécuniairement les seconds elle leur permet de se soigner pendant qu'il en est temps encore, par conséquent de se guérir.

Président de la ligue du P.-L.-M. contre la tuberculose : M. A. Jacquet, 3, rue de Lyon.

Pour être membre de la ligue il suffit aux agents de la Compagnie d'acquitter une cotisation mensuelle de 25 centimes.

SEINE

Société des dispensaires antituberculeux de la banlieue parisienne.

M. le Dr *Rochou*, 21, rue du Progrès (Saint-Ouen).

Œuvre pour la prophylaxie de la tuberculose et l'assistance des tuberculeux indigents de la banlieue ouest de Paris :

Secrétaire général : M. Eugène Bénard,
48, *rue Condorcet* (*Paris*).

Société antituberculeuse de l'enseignement primaire du département de la Seine

Siège social : 6, *impasse des Provençaux* (*Paris*, *I*er).

Fondée en 1902 par les instituteurs et institutrices de la Seine pour combattre la tuberculose dans le personnel enseignant primaire, la société antituberculeuse compte actuellement 2862 membres, soit plus du tiers de l'enseignement primaire de la Seine.

C'est un groupement important que la solidarité professionnelle a formé, ce qui a permis d'installer un dispensaire provisoire, 14, rue Sedaine où, jusqu'à ce jour, 6041 consultations ont été données (cf. : Dispensaires).

La Société vient encore en aide à ses membres atteints de tuberculose ou de toute autre maladie professionnelle :

Par l'admission gratuite ou à prix réduits des sociétaires malades dans les sanatoria en attendant la création d'un sanatorium spécial;

Par l'attribution de secours aux malades soignés à domicile;

Par des démarches auprès des pouvoirs publics, afin que le sociétaire malade conserve son traitement entier jusqu'à son rétablissement;

Par le séjour gratuit dans les stations thermales;

Par la propagation de toutes les mesures prophylactiques de la tuberculose et des autres maladies contagieuses à l'école et autour de l'école, et la désinfection des locaux contaminés.

BUREAU

Président : M. Delobel; *Vice-présidents* : MM. Toussaint, Cueillery; *Vices-présidentes* : Mmes Carles, Delaruelle; *Secrétaire général* : M. Dubois; *Secrétaires adjoints* : M. Poulbot, Mme Dubois; *Trésorier général* : M. Seveste; *Trésoriers adjoints* : M. Crapier, Mlle Saguet.

Œuvre antituberculeuse de Paris [1]

Le 27 avril 1902 a eu lieu à la maison des Arts, 6, rue de Balzac, la première assemblée générale de l'Œuvre, à laquelle le Dr Constantin Simionesco, président-fondateur, annonça l'ouverture d'un dispensaire (cf. : le Dispensaire de la rue Condorcet.

L'Œuvre antituberculeuse de Paris est une institution philanthropique et de défense sociale, dont le but est :

1° De vulgariser les règles d'hygiène et les mesures de prophylaxie au moyen de conférences, brochures, etc.

2° De créer des dispensaires à Paris et dans la banlieue, pour engager les tuberculeux indigents à se soigner dès les premières atteintes de leur mal (cf. : Dispensaires).

3° De rechercher l'application des traitements indiqués par les découvertes scientifiques les plus récentes.

4° De choisir les régions les plus favorables pour y installer des cures d'air.

5° D'envoyer les tuberculeux dans les sanatoriums et les services spéciaux.

Le Comité de Patronage est composé de :

Marquis et Marquise de Beauvoir; M. Boissy d'Anglas, sénateur; Mme Bogelot, directrice de l'*Œuvre des libérées de Saint-Lazare*; Comte et comtesse de Turenne; M. Pauliat, sénateur; Mme Thénard; M. H. Blancheville; M. Lucien Millevoye, député; MM. Abel Hermant et Paul Adam, M. Harduin; M. Dubufe.

Le Comité de Direction est composé de :

M. le Dr Constantin Simionesco, *président-fondateur*. — M. le Dr Marc Berman, *vice-président*. — M. le Dr A. Logez-Duc, *vice-président*. — M. le Dr Charles Bonnet, *vice-président*. — M. Th. Cornel, *secrétaire*. — M. Jules Bassin, *délégué spécial*. — M. B. Ravici, *administrateur*.

[1] D'après les documents qui nous ont été communiqués par M. le Dr Simionesco.

Union nationale des Sociétés de secours mutuels et des Associations amicales d'instituteurs et d'institutrices.

L'Union compte actuellement 27 Sociétés départementales réunissant environ 15 000 membres participants. Un grand nombre de Sociétés et d'associations amicales y sont inscrites au titre de membres honoraires.

Grâce au dévouement et à l'esprit de solidarité des instituteurs et institutrices, l'Union présidée par M. Leune avait pu recueillir par souscription, en 1902, une somme de 70 554 francs; en 1903, elle fit mieux encore. Elle put mener à bien et achever avec un plein succès l'opération difficile d'une loterie qui fit tomber dans sa caisse, en moins de six mois, une somme de plus d'un million. Le tirage de cette loterie eut lieu le 14 avril 1903. Ce jour-là, le personnel de l'Enseignement primaire donna, en même temps qu'un bel exemple de solidarité, la preuve de sa puissance à répandre partout ses idées. Un tel effort aboutit à la création d'un sanatorium à Sainte-Feyre, près de Guéret, où les membres de l'enseignement frappés par la tuberculose pourront recevoir incessamment les soins que nécessitera leur état (cf. : Sanatorium de Sainte-Feyre).

En même temps qu'elle s'occupait de la propagande et de son développement, l'Union cherchait à résoudre la question si intéressante des dispensaires à établir dans les départements; pour cela elle unira ses efforts à ceux des œuvres locales ou départementales qui procureraient aux instituteurs les conseils et les secours de ces établissements, où, s'il y a lieu, elle aidera à la création d'établissements nouveaux.

La Société, présidée par M. *Leune*, inspecteur d'Académie à Versailles, est administrée par un Conseil de 12 membres élus parmi les délégués des Sociétés adhérentes.

Les membres du Conseil en 1905 étaient : *Président* : M. A. Leune; *Vice-présidents* : MM. Combes et Pouillot; *Secrétaires* : MM. Borat et Lechantre; *Trésorier* : M. Jacquelet; *Membres* : M. Beulaigues, Mme Bodin, MM. Cambier, Girard, Plazy, Rougeron.

Le siège social de l'Œuvre est à Paris, au Musée pédagogique, 41, rue Gay-Lussac.

ŒUVRE DE LARUE (Seine).

Œuvre de préservation et d'assistance antituberculeuses en faveur des femmes pauvres de Paris et du département de la Seine.

Fondée par Mmes la duchesse de Brissac et la comtesse de Lanthonnyie, cette œuvre a pour but de recevoir les femmes et les mères pauvres que la maladie ou la misère a mises dans un état de faiblesse qui les voue à la tuberculose.

Les mères y sont reçues avec leurs nourrissons ou leurs enfants en bas âge. La maison est située sur le plateau de Larue, près Bourg-la-Reine; ce n'est pas un hôpital mais une maison de repos où les candidates à la tuberculose peuvent reprendre les forces nécessaires pour échapper à la maladie.

L'Œuvre n'ouvre ses portes qu'aux personnes qu'un examen médical rigoureux a reconnues exemptes de tuberculose ouverte et qu'un séjour de trois mois au grand air peut réconforter et ramener à la santé (1).

Non contente de rappeler à la vie des femmes qui, par ignorance des questions d'hygiène, risqueraient de perdre le bien acquis, elle s'efforce, par des conférences familières, de les instruire et de les armer, pour l'avenir, de

(1) Mme la duchesse de Brissac. Communication au Congrès de la tuberculose, 4e section.

toutes les connaissances utiles à la fois contre les déchéances physiques et morales [1].

La maison peut recevoir 40 femmes, avec ou sans nourrissons, sans distinction d'opinion ou de croyance.

L'œuvre est due à l'initiative privée.

Présidente d'honneur : Mme la duchesse d'Uzès; *Présidente* : Mme la duchesse de Brissac; *Vice-présidentes* : Mmes la duchesse de Noailles, Félix-Faure-Goyau, François-Froment-Meurice; *Secrétaire générale* : Mme la comtesse de Lanthonnyie.

Elle est alimentée par les dons volontaires des sociétaires et de tous ceux qu'intéresse cette forme de la lutte antituberculeuse.

(1) Dr Lancereaux, *Œuvre de Larue*. Gouet, Paris.

CHAPITRE III

ŒUVRES RÉSERVÉES AUX ENFANTS ET AUX ADOLESCENTS

Œuvres du professeur Grancher

A. ŒUVRES DE PRÉSERVATION DE L'ENFANCE CONTRE LA TUBERCULOSE

Siège social : 4, rue de Lille (Paris).

L'Œuvre de préservation de l'enfance a été fondée à Paris par le *professeur* Grancher, le 7 novembre 1903.

Elle a pour objet de préserver de la contagion tuberculeuse les enfants pauvres qui vivent en contact quotidien auprès d'un père ou d'une mère tuberculeux.

L'œuvre recueille des enfants encore *sains*, et, avec l'assentiment des parents, les place à la campagne, soit dans des familles de paysans physiquement et moralement *saines*, soit dans des maisons de santé établies par l'Association, soit dans les colonies agricoles telles que celle du Cannet (Alpes-Maritimes).

« L'enfant qui sera proposé à l'Œuvre de préservation devra être muni d'un certificat du médecin de sa famille attestant qu'il ne porte aucun signe de tuberculose pulmonaire ou autre. Alors les médecins de l'Œuvre choisis parmi mes chefs ou anciens chefs de clinique, c'est-à-dire d'une compétence spéciale en maladies infantiles, examineront à leur tour cet enfant que j'examinerai moi-même au besoin, pour l'écarter s'il est malade ou suspect [1]. »

Croyant qu'il est très important de ne pas rompre le lien familial naturel, le Pr Grancher a l'intention d'associer la famille naturelle à l'Œuvre en lui demandant une cotisation mensuelle de 5 francs ou même seulement de 2 francs (que l'Œuvre avancera au besoin) « afin que cette petite somme représente le droit de la famille naturelle sur la famille adoptive » [2].

La durée du séjour de l'enfant à la campagne sera variable puisqu'elle sera subordonnée au moment où tout péril de contagion venant du père ou de la mère aura disparu.

L'Œuvre ne prend que les enfants âgés de 5 à 13 ans.

L'Œuvre fournit tout le linge, tous les effets nécessaires, pour arriver, avec ce que peuvent donner les familles, au complet réglementaire des pupilles.

Chaque enfant coûte environ 1 franc par jour, et cette petite somme est utile :

1° A l'enfant arraché à la misère, au logement insalubre et surpeuplé pour être élevé dans le grand air et la lumière où il trouvera force et santé ;

2° A la famille de l'ouvrier parisien déchargé du soin et du fardeau d'enfants condamnés par la maladie du père ou de la mère à une sorte d'abandon. De plus le logement des parents est désencombré et assaini, au moins relativement [3] ;

3° A la famille du paysan qui recueille l'enfant.

L'Œuvre de préservation de l'enfance n'a aucune dépense étrangère à son objet ; elle ne paie aucun des dévouements qui la soutiennent et l'animent. Tout l'argent qu'elle reçoit va directement à son but, et produit le maximum de résultats avec le minimum de dépenses.

La Compagnie d'Orléans a accordé la réduction de 50 pour 100 sur le prix du voyage des enfants à Gièvre, station du foyer de Chabris, ainsi que des personnes qui

(1) Prof. Grancher.
(2) Prof. Grancher.
(3) Marfan, *Rapport au Congrès de la tuberculose*, 1905.

les conduisent, y compris, pour ces dernières, le voyage de retour.

Les chemins de fer de l'État ont accordé la même faveur aux enfants allant à Pont-de-Bray, station du foyer de Couture, et à une seule des personnes les accompagnant.

227 souscripteurs ont répondu en 1904 au premier appel de M. Grancher. Au 30 juin 1905, ce nombre s'est élevé à 652.

L'actif de la Société était, au 30 octobre 1904, de 88 200 *francs*. Au 30 juin 1905, il était de 111 210 *francs*.

Les revenus des sommes suivantes : intérêt du capital, cotisations de membres divers et fondations de pupilles, étaient en 1904 de 4915 *francs* (30 octobre), et au 30 juin 1905 de 12 478 *francs*, d'où une différence en faveur de 1905 s'élevant à 7563 *francs*.

L'œuvre est donc en très bonne voie d'accroissement rapide puisqu'elle a pu, avec la subvention annuelle de M. et Mme Grancher (25 000 francs), entretenir en 1904 27 petits Parisiens dans ses deux foyers campagnards : Chabris (Indre), Couture (Loir-et-Cher); en 1905, elle comptait à sa charge, au 30 juin, 54 enfants dans trois foyers : ceux de Chabris, de Couture et de La Jonchère (Haute-Vienne).

« Il n'est pas un département, si notre Œuvre grandit suivant nos espérances, qui ne puisse devenir le centre de plusieurs foyers de campagne, et cela au grand bénéfice de la vie rurale et de nos paysans.

Le Conseil général de la Mayenne l'a déjà compris et nous a voté une subvention annuelle » [1].

CONSEIL D'ADMINISTRATION

Bureau : *président*, Pr Grancher; *vice-président*, Léon Bourgeois; *secrétaire général*, Dr Granjux; *trésorier*, Sellier.

Membres : MM. Cheysson, Dr Roux, Strauss, Henri

[1] Prof. Grancher.

Monod, Chautard, Vallery-Radot, Bénac, Dayras, Dr Albert Robin, Dr Maurice de Fleury, Bozon, Dr Faisans, Dr Méry, Dr Comby, Pr Budin, Dr Guinon.

La demande en déclaration d'utilité publique a été faite; elle suit son cours, et tout fait espérer que l'autorisation sera rapidement obtenue.

Enfin l'Œuvre s'occupe d'organiser un Comité de dames patronnesses sous la présidence de Mmes L. Pasteur et J. Grancher.

Pour l'inscription des enfants s'adresser à M. le Dr Granjux.

B. ŒUVRE DE PRÉSERVATION SCOLAIRE CONTRE LA TUBERCULOSE

Pénétré de l'idée que la tuberculose, à la période de l'extrême début, est la plus curable de toutes les maladies chroniques, M. le professeur Grancher, assisté de plusieurs de ses élèves, s'efforce de dépister, dans les écoles, les enfants atteints de tuberculose pulmonaire à l'état naissant ; un carnet sanitaire est établi pour chaque enfant; il est ainsi possible de surveiller la santé des bien portants pendant leur séjour à l'école, de traiter les malades et d'apprécier les résultats d'un diagnostic et d'un traitement précoces.

M. Grancher dans ses recherches se préoccupe non seulement de la contagion, chose rare en somme à l'école, mais surtout des tuberculoses latentes et de la recherche des prédisposés, ce qui forme la partie la plus importante et la plus délicate du problème de la préservation scolaire (1).

LISTE DES COLLABORATEURS DE M. LE PROFESSEUR GRANCHER POUR LA PRÉSERVATION SCOLAIRE CONTRE LA TUBERCULOSE

MM. Aviragnet, Boulloche, Guinon, Méry, J. Renault, Barbier, *médecins des hôpitaux.*

(1) Dr Méry, *Rapport au Congrès de la tuberculose.*

M. Veillon, *médecin de l'hôpital Pasteur.*

MM. Zuber, Jean Hallé, Guillemot, *anciens chefs de clinique médicale infantile.*

MM. Terrien, Armand Delille, *chefs de clinique infantile.*

MM. Vignalou, Babonneix, B. Weil-Hallé, *anciens internes des hôpitaux.*

Voici, d'après les examens pratiqués par M. le Pr Grancher et ses élèves, la proportion d'enfants malades ou suspects de tuberculose ganglio-pulmonaire dans une des écoles de Paris.

A l'école des garçons de la rue de l'Amiral-Roussin (15e arrondissement) 438 ont été examinés sur lesquels 62, soit 14 pour 100 ont été reconnus atteints, à des degrés divers, de lésions tuberculeuses ou fortement suspectes (1).

Les petites filles de l'école de la rue de l'Amiral-Roussin ont été examinées puis contrôlées de mars en mai 1904.

Sur 458 fillettes, 131 ont été retenues pour un second examen et 79 ont été reconnues définitivement malades, soit 17 0/0. 28 de ces fillettes seraient utilement placées dans les hôpitaux marins ou à Forges. Les 51 autres peuvent, au moins provisoirement, rester à l'école et y faire un traitement de suralimentation.

Il est très important que cet examen des enfants soit fait suivant la méthode exposée par M. le Pr Grancher (2) et que tous les médecins la pratiquent d'une façon uniforme.

« L'Œuvre de préservation scolaire contre la tuberculose a justement pour but la vulgarisation de ces méthodes » (3).

(1) Dr Méry, *Rapport au Congrès de la tuberculose*, 1905, p. 397.

(2) Voir *Préservation scolaire contre la tuberculose*, par M. le prof. Grancher. Paris, 1904. Jean Gainche, éditeur.

(3) Dr Méry.

L'Œuvre des enfants tuberculeux [1].

(Œuvre d'Ormesson.)

Administration centrale : 35, *rue Miromesnil* (*Paris*).

L'*Œuvre des Enfants tuberculeux*, généralement désignée sous le nom d'*Œuvre d'Ormesson*, a été fondée en 1888 par l'initiative privée. Après des débuts très modestes cette œuvre a pris rapidement une extension considérable; elle a été déclarée d'utilité publique par décret du 18 janvier 1894 et a obtenu, depuis douze ans, les plus hautes récompenses.

Le siège social de l'Œuvre d'Ormesson est à Paris, 35, rue Miromesnil où sont installés les bureaux de l'administration centrale et le service de réception des malades. Cette œuvre possède trois hôpitaux situés dans les environs de Paris, desservis tous trois par la gare de Villiers-sur-Marne, ligne de l'Est. Ces établissements, contenant ensemble 250 lits, sont :

1° L'*Hôpital d'Ormesson*, ouvert en 1888 et affecté aux petits garçons de 3 à 9 ans.

2° L'*Hôpital de Villiers-sur-Marne*, inauguré en 1891, où sont hospitalisés les garçons de 9 à 14 ans.

3° L'*Hôpital de Noisy-le-Grand*, ouvert depuis 1895 et affecté depuis 1902 aux petites filles de 3 à 10 ans.

Ces trois hôpitaux sont à proximité les uns des autres. On peut les visiter tous dans la même demi-journée; celui de Villiers, le plus central, possède les services généraux (buanderie, lingerie, etc.). Il est à 3 kilomètres de Noisy et à 5 kilomètres d'Ormesson.

L'Œuvre d'Ormesson est entretenue par la charité privée; elle a reçu également des subventions (Ministère de l'Intérieur, Ville de Paris, Conseil général de la Seine, etc.)

[1] D'après les documents qui nous ont été communiqués par le Dr Léon-Petit.

et de nombreux encouragements des pouvoirs publics. En 1896, le Président de la République, M. Félix Faure, a inauguré, à l'hôpital de Villiers, le Pavillon des Enfants de France érigé par une souscription publique, placée sous le patronage des enfants riches et bien portants, au profit des enfants pauvres et malades. En 1900, M. Casimir-Perier, ancien Président de la République, présidait à Paris l'assemblée générale de l'œuvre, et, l'année suivante, M. le Président Loubet présidait la même cérémonie dans le grand amphithéâtre de la Sorbonne.

Le traitement qui est appliqué dans les hôpitaux de l'œuvre est celui du sanatorium avec les correctifs imposés par le jeune âge des hospitalisés. Les résultats favorables obtenus sont au-dessus de la moyenne enregistrée dans les établissements d'adultes. Ils oscillent toujours autour de 25 0/0 avec une mortalité inférieure à 10 0/0, ainsi que cela résulte des statistiques depuis quinze ans.

Les hôpitaux de l'Œuvre d'Ormesson, dont le service est assuré par les hospitalières de Sainte-Anne, sont ouverts gratuitement, sans distinction de culte ni d'origine, aux enfants des deux sexes atteints de tuberculose pulmonaire.

1° *Inscription.* — Tous les jours de semaine, 35, rue Miromesnil, de 9 à 11 heures du matin, présenter l'enfant.

L'inscription est suivie d'une enquête sociale faite à domicile par une dame inspectrice sachant se rendre compte des conditions d'hygiène du logement, du genre de vie, des origines de la famille et faisant des rapports qui complètent très heureusement l'observation médicale au point de vue de l'évolution de la tuberculose dans les milieux ouvriers.

Les enquêtes sur place permettent d'éliminer certains parents qui ne se feraient pas scrupule d'abuser du patrimoine des malheureux, en plaçant leurs enfants dans des hôpitaux gratuits, alors qu'ils sont parfaitement en mesure de les soigner à leurs frais. Elles désignent surtout, comme étant les plus dignes d'intérêt, ceux qui sont dans les plus mauvaises conditions matérielles et hygiéniques.

Grâce aux inspectrices, les cas urgents peuvent être admis d'urgence.

Enfin, la dame-inspectrice d'Ormesson s'intéresse aux misères physiques et morales des familles. Elle s'informe des ressources et des besoins, et permet de faire le bien en connaissance de cause, sous la forme la mieux appropriée à chaque cas particulier. Cette mission délicate exige la mise en œuvre des qualités essentiellement féminines qui provoquent la confiance des malheureux, éloignent de leur esprit toute idée de formalité administrative et permet, en outre, d'expliquer et de répandre dans les milieux pauvres les mesures pratiques propres à éviter la tuberculose.

2° *Admission.* — Les pièces nécessaires au dossier de chaque malade sont les suivantes :

I. Certificat médical délivré par le médecin de la famille constatant l'état actuel du malade. — II. Demande signée des parents. — III. Bulletin de naissance. — IV. Pièce indiquant à quel culte l'enfant appartient. — V. Si l'enfant est orphelin, bulletin de décès des père et mère et liste des personnes ayant des droits éventuels à la tutelle.

3° *Entrées.* — Les Hôpitaux d'Ormesson, Villiers et Noisy ne reçoivent aucun malade payant. Ces établissements, réservés aux pauvres, sont ouverts aux garçons de trois à quatorze ans et aux filles de trois à dix ans atteints de tuberculose pulmonaire.

4° *Sorties.* — Les sorties sont décidées par le médecin de l'hôpital.

Les parents doivent retirer leur enfant au jour qui leur est fixé par le Bulletin de sortie.

Les parents qui voudraient reprendre leur enfant avant la fin du traitement doivent adresser une demande écrite à l'administration, 35, rue Miromesnil.

Tout malade retiré dans ces conditions ou renvoyé pour motif disciplinaire ne pourra plus être admis.

L'Œuvre des Enfants tuberculeux est administrée par un Conseil composé de douze membres élus par l'assemblée générale pour quatre ans. Le renouvellement du Conseil d'administration a lieu tous les ans par quart. Les membres sortants sont rééligibles.

Président honoraire : M. le Dr Hérard.

Président : M. le Dr Blache.

Vice-Présidente : Mme la Marquise de Moustier.

Secrétaire général : M. le Dr Léon Petit.

Trésorier : M. le Cte Jean d'Ayguesvives.

MM. Cottreau, Coulbaux, de Montferrier, Georges Picot; Mmes Léopold Goldschmidt, la comtesse de la Villestreux, Faurestié (sœur Candide).

L'Œuvre des Enfants tuberculeux d'Ormesson est sous la direction scientifique d'un Comité médical composé de vingt membres.

Ce Comité a pour mission l'étude de toutes les questions d'ordre médical qui peuvent intéresser l'Œuvre. Il a, de plus, la haute surveillance sur les traitements suivis dans les hôpitaux de Villiers, d'Ormesson et de Noisy-le-Grand. Enfin, il est chargé de désigner les enfants qui peuvent être admis dans les hôpitaux. Il fixe l'ordre dans lequel ces malades doivent entrer, au fur et à mesure des vacances.

Il contrôle également les observations des enfants hospitalisés qui sont portés par les médecins traitants sur la liste des guérisons.

Le Comité médical exerce son contrôle sur le service hygiénique des établissements de l'Œuvre; il a pleins pouvoirs pour décider toutes les mesures qu'il juge nécessaire au bien-être et à la santé des malades.

Président, M. le Dr Blache; *vice-présidents*, M. le Dr Grancher, M. le Dr Bucquoy; *secrétaire général*, M. le Dr Léon Petit.

Membres du Comité médical : MM. les Drs Brouardel, Hérard, Huchard, Hutinel, Sevestre, Léon Labbé, Letulle, Brocq, Chauveau, Duboys de Lavigerie, Derecq, Jaoul, Vaquier, Gautrelet.

L'Œuvre d'Ormesson est entretenue par la bienfaisance volontaire, à l'aide de cotisations annuelles (10 francs, membre titulaire; 100 francs, donateur; 200 francs, bienfaiteur), qui peuvent être rachetées par un versement unique.

Le prix de fondation d'un lit est de 10.000 francs. Le nom du fondateur est inscrit sur une plaque de marbre placée à la tête du lit dont il a la disposition. Plusieurs personnes peuvent se réunir pour fonder un lit en commun, soit en leur nom, soit au nom ou en souvenir d'un tiers.

Un lit coûte 500 francs par an; plusieurs personnes peuvent s'associer pour l'entretenir.

L'Œuvre des Enfants tuberculeux publie un *Bulletin mensuel* adressé gratuitement à tous ses membres.

Œuvre des sanatoriums maritimes pour enfants (reconnue d'utilité publique).

Fondée en 1887, cette Œuvre a pour but le traitement des enfants débiles, lymphatiques, scrofuleux et rachitiques ou atteints de tuberculose fermée, non contagieuse (coxalgie, mal de Pott, tumeurs blanches diverses), âgés de 4 ans au moins et de 14 ans au plus. Par exception les enfants rachitiques peuvent être admis à 3 ans.

Cette œuvre a créé et entretient deux sanatoriums : Banyuls-sur-Mer (Pyrénées-Orientales); Saint-Trojan, île d'Oléron (Charente-Inférieure) (voir *San. marit.*).

Chacun de ces établissements contient 200 lits, y compris les lits d'infirmerie.

Ils sont affectés aux enfants secourus par les départements, les municipalités, les bureaux de bienfaisance, les hôpitaux, les hospices, les sociétés charitables, les bienfaiteurs particuliers, et aux enfants dont les familles peuvent payer la pension. Le prix de journée est de 2 francs.

Cette Œuvre a pour président M. le Dr Bucquoy, membre de l'Académie de Médecine. Son budget annuel s'élève actuellement en recettes et en dépenses à la somme de 200 000 francs.

Le mouvement des malades, en 1903, présentait les chiffres suivants :

Existants au 1er janvier 1903 (Banyuls et Saint-Trojan).	214
Entrées en 1903.	231
Total des existants et des entrées .	445
Sorties en 1903.	195
Décès —	4
Total des sorties et des décès .	199
Restants le 31 décembre 1903	246

CONSEIL D'ADMINISTRATION

Président, Dr Bucquoy; *vice-présidents*, M. H. Monod, Dr Landouzy; *secrétaires*, Dr Ch. Leroux, M. Turquan; *secrétaire général*; *trésorier*, M. Baudry.

Admission des malades. — Les demandes d'admission doivent être adressées au Secrétaire général de l'Œuvre, rue de Miromesnil, 62, Paris.

Chaque demande sera appuyée des pièces suivantes, savoir :

1° Un bulletin administratif indiquant l'état civil complet des enfants, ainsi que le lieu de résidence de leurs parents;

2° Un bulletin médical relatant l'origine, l'espèce et la marche de la maladie dont les enfants sont atteints. — Ce bulletin spécifiera d'une manière précise qu'ils ne sont ni affectés, ni convalescents d'aucune maladie contagieuse. Il portera distinctement le nom et le domicile du médecin;

3° Pour les enfants secourus, un arrêté ou une décision administrative établissant leur placement au sanatorium.

Les bulletins médicaux sont communiqués à la Commission médicale de l'Œuvre, qui donnera son avis sur l'admission proposée; et le titre d'admission (si elle est acceptée) sera adressé aux postulants avec le bulletin médical.

Le Médecin-Directeur pourra exceptionnellement recevoir les pensionnaires amenés par leurs parents et présentant les conditions exigées pour l'admission. Il établira lui-même les bulletins médicaux et administratifs, et les adressera immédiatement au siège du Comité de l'Œuvre.

Sont appelés à profiter du traitement marin les enfants atteints :

De rachitisme;

De lymphatisme et d'anémie;

De scrofule ganglionnaire;

D'abcès froids;

De lupus;

De périostite ou d'ostéo-périostite chronique avec ou sans suppuration;

De tumeur blanche des membres supérieurs avec ou sans suppuration;

De tumeur blanche des membres inférieurs permettant la marche avec ou sans appareil.

Ne peuvent être admis les enfants scrofuleux ou rachitiques atteints :

De phtisie déclarée;

De teigne faveuse, tondante ou pelade;

De syphilis;

D'ophthalmies scrofuleuses;

D'idiotie ou d'épilepsie;

De paralysie infantile.

Entrée des enfants. — Les enfants admis seront dirigés sur le sanatorium par les soins et aux frais des administrations, sociétés, parents ou bienfaiteurs qui auront demandé l'admission.

Les Compagnies de chemins de fer accordent une réduction de moitié sur le prix des places pour les enfants indigents envoyés au sanatorium, ainsi que pour leurs conducteurs. — Les billets à prix réduits sont délivrés sur la demande de l'Œuvre.

L'enfant n'a aucun trousseau à fournir. — Il est entretenu du linge et de l'habillement qui lui sont nécessaires pendant toute la durée de son séjour.

Œuvre de Villepinte.

Siège social : 25, *rue de Maubeuge* (*Paris*).

Fondée par les religieuses de Marie-Auxiliatrice, sous la direction du Dr *Gouel* assisté des Drs *Cadier* et *Lefèvre*, c'est une institution populaire d'assistance pour enfants et jeunes filles. Elle se compose d'un certain nombre d'œuvres différentes et indépendantes, ayant chacune leur but spécial dans la lutte contre la tuberculose.

Comité de surveillance : MM. le marquis de Beauvoir, le vicomte E. d'Harcourt, le marquis des Réaulx, le marquis de Ganay, Glandaz, de Lalain-Chomel et Villar.

Médecin en chef de l'Œuvre : M. le Dr Gouel.

Comité de Patronage scientifique. Président : M. le professeur Dieulafoy ; vice-présidents : M. le professeur Berger, le professeur Brouardel.

Membres : MM. le professeur Arloing, Dr Barth, Dr Bazy, professeur Calmette, Dr Chauffard, professeur Landouzy, professeur Segond.

A. *Maisons de famille.*

Les maisons de famille de Marie-Auxiliatrice furent fondées par Thérèse de Soubiran-Lalouvière, qui organisa à Toulouse en 1864 la première maison ouvrière, la plus ancienne en date de ce genre, en France. D'autres maisons similaires furent créées successivement à Lyon (1879), à Paris (1872) et à Angers (1897).

Ces maisons sont destinées à recevoir les jeunes filles isolées, dont l'existence est vouée au travail dans des professions diverses (ouvrières, employées et institutrices), à leur procurer une habitation hygiénique et une nourriture saine et abondante et à leur assurer les avantages d'un foyer familial et d'une vie régulière.

Les prix de pension sont : à Paris de 1 fr. 50 par jour en dortoir et de 2 francs en chambre particulière; à Lyon de 1 fr. 30 par jour en dortoir et de 1 fr. 50 et 2 francs en chambre particulière ; à Angers de 1 fr. 30 par jour en dortoir et de 1 fr. 35 en chambre particulière.

La maison de *Lyon*, 11, rue Bossuet, compte 260 lits, celle de *Paris*, 25, rue Maubeuge, en compte 140 et celle d'*Angers*, 59, rue de Paris, 20.

Les maisons de Lyon et de Paris comprennent des salles de travail, de récréation et de réunion, de grands réfectoires, des dortoirs avec lavabos modernes, etc. La maison de Paris possède de plus un jardin pour ses pensionnaires. A Lyon, les jeunes filles se sont groupées en autant de corporations que de métiers, et il leur est fait des conférences professionnelles.

A Angers, à côté de l'habitation pour les jeunes filles il existe une garderie où plus de 360 petites filles, âgées de 3 à 12 ans, trouvent chaque jour, de 4 à 6 heures du soir, et le jeudi après-midi, un foyer avec des salles bien aménagées et un jardin, où elles peuvent attendre à la sortie de l'école le retour de leurs parents. La présidente de la garderie est Mme *Blavier-Montrieux*.

RÉCAPITULATION DU NOMBRE DE JEUNES FILLES HOSPITALISÉES DANS LES MAISONS DE FAMILLE DE L'ŒUVRE DE 1864 A 1905.

Toulouse, de 1864 à 1870.	320	jeunes filles.
Lyon, de 1869 à 1905. . .	5417	—
Paris, de 1873 à 1905. .	1907	—
Angers, de 1897 à 1905. .	149	—
Total général :	7793	—

A la garderie d'Angers ont été reçues, de 1897 au mois d'août 1905, 1666 petites filles.

B. *Sociétés de Secours mutuels.*

Des sociétés de secours mutuels furent constituées dans les maisons de famille, pour leurs pensionnaires, à Paris dès 1875 et à Lyon dès 1877.

La Société de Lyon, dont le président est M. Emmanuel Perrin, compte 171 membres participants; celle de Paris, dont le président est M. le comte d'Haussonville, de l'Académie française, qui a succédé à M. de Mont de Benque, en compte 182.

C. *Dispensaire.*

Cf. Dispensaire de Villepinte.

D. *Sanatorium Minoret.*

Cf. Sanatorium Minoret, et Œuvre des cures rurales de Champrosay.

E. *Station des cures marines du Pradet.*

Cf. Le Pradet.

F. *Sanatorium Alice Fagniez.*

Cf. Sanatorium Alice Fagniez.

G. *Sanatorium de Villepinte.*

Cf. Sanatorium de Villepinte.

Œuvre de Mlle Bonjean[1]

L'Œuvre de Mlle Bonjean est une œuvre de préservation de l'enfance, tant au point de vue moral qu'au point de vue physique.

Le bénéfice de l'admission gratuite est réservé aux enfants orphelins ou abandonnés; pour ceux qui ont encore un parent ou un protecteur légal auquel incombe la charge juridique de leur éducation, celui-ci doit contribuer, dans une certaine mesure, aux frais de séjour de l'enfant.

L'Œuvre de Mlle Bonjean, fondée à Poissy en 1898, a hospitalisé, depuis cette époque, environ 700 enfants répartis de la façon suivante quant à leur origine :

Enfants rachitiques, atrophiques ou tuberculeux	34 %
Enfants de parents tuberculeux.	24 %
Enfants d'alcooliques.	10 %
Enfants d'aliénés.	2 %
Total :	78 %

Enfants de parents bien portants 22 pour cent. C'est dire combien l'hygiène de ces enfants doit être l'objet d'une constante préoccupation et quels moyens il faut employer pour arriver à leur constituer un tempérament vigoureux qui leur permette de subvenir à leur existence lorsque le moment en sera venu.

L'Œuvre de Mlle Bonjean comprend actuellement différents groupes qui permettent d'hospitaliser d'une façon constante environ 300 enfants des deux sexes. Les plus débiles sont envoyés au *Sanatorium de Pellevoisin.*

Aux enfants dont l'état de santé n'exige pas le séjour

(1) D'après les documents qui nous ont été communiqués par Mlle Bonjean.

au sanatorium, l'Œuvre de Mlle Bonjean assure une instruction à la fois hygiénique et générale basée sur leur état de santé. En cas de maladie les enfants reçoivent gratuitement dans une infirmerie absolument isolée tous les soins médicaux et chirurgicaux que nécessite leur état.

L'Asile Crosatier (*Villepreux, Seine-et-Oise*) reçoit les garçons de 3 ans à 7 ans.

L'Asile Saint-Louis, les filles de 3 ans à 21 ans. Celles-ci, après avoir reçu jusqu'à 13 ans l'instruction primaire la plus complète, bénéficient ensuite d'un enseignement ménager méthodique et complet (blanchissage, couture, cuisine et ménage); elles acquièrent en outre des notions d'hygiène et de médecine pratique, notamment au point de vue de la lutte contre la tuberculose, et secondent le personnel dans les soins à donner aux enfants faisant ainsi leur apprentissage de futures mères de famille.

Cette éducation permet aux jeunes filles ainsi préparées de se créer facilement une situation lorsqu'elles quittent l'œuvre qui continue d'ailleurs à les protéger, à les conseiller et même à les recevoir en cas de maladie ou de chômage.

La santé des enfants élevés dans l'Œuvre de Mlle Bonjean s'y améliore généralement d'une façon fort satisfaisante ainsi que permettent de le constater les pesées régulières auxquelles ils sont soumis.

Les malades sont très rares, à peine sur une population constante de 300 enfants peut-on compter deux ou trois décès par an dus presque uniquement à des méningites tuberculeuses.

Toutes les communications doivent être adressées à Mlle *Bonjean*, Asile Saint-Louis, Poissy (Seine-et-Oise) qui dirige l'Œuvre avec l'aide d'un personnel laïque.

Œuvre des jeunes Ouvrières et Employées de Paris(1).

(Préservation et assistance anti-tuberculeuses.)

Nombre de lits : 30

Rechercher chez les pauvres gens les « candidates à la phtisie pulmonaire », tel est le but premier de l'Œuvre.

Cette Association philanthropique prend les femmes et les jeunes filles et leur assure gratuitement les *mois* de repos nécessaires à leur rétablissement et ne les rend au travail que valides et robustes, après un long repos aux champs avec une bonne nourriture.

Elle a créé, jusqu'à présent, deux maisons de repos dans lesquelles elle dispose de 30 lits.

Les Bruyères (Puy-de-Dôme) ; cf. les Bruyères.

Les Ormeaux, à Fresnes-les-Rungis ; cf. les Ormeaux.

Dans ces deux maisons, le temps est consacré avant tout au travail et à l'hygiène. La vie à l'air, autant que possible le travail de l'école ménagère, le travail à l'aiguille en vue d'un « trousseau individuel », quelques bonnes leçons destinées à perfectionner l'instruction des jeunes filles, tel est le programme commun. Une surveillance médicale régulière, complétée par des pesées hebdomadaires, permet à l'Œuvre de ne pas perdre de vue ses protégées et de surveiller leurs progrès.

Les résultats obtenus sont des plus encourageants.

La durée du séjour est assez variable. En principe, les pensionnaires sont gardées tout le temps jugé nécessaire par les médecins de l'établissement qui ont une autorité absolue en cette matière. 13 jeunes filles passèrent de 1 à 2 mois, 22 restèrent de 3 à 4 mois, 2 demeurèrent 5 mois, 2 autres 6 mois, 2 encore 7 mois et une dernière 8 mois.

(1) D'après les documents qui nous ont été communiqués par M. le Dr Maurice Letulle.

Trois pensionnaires séjournèrent 9 mois et 6 de 11 à 12 mois; une, enfin (à Champeaux) resta 16 mois passés.

Pour faire rendre à l'Œuvre son maximum d'effet avec son minimum de frais, son conseil d'administration a trouvé autour de lui des appuis, des bonnes volontés et des encouragements aussi louables que réitérés. C'est ainsi, pour ne citer qu'un exemple, que Mmes Boisson et Wyart-Robert ont consenti à prendre à leur charge tous les frais et dépenses d'installation et d'entretien des élèves pour un prix unique de journée de repos fixé à 3 fr. 50, tous frais compris.

Si bien que l'Œuvre, telle qu'elle est actuellement constituée, donnant son plus grand effort presque chaque jour et ses 30 lits étant remplis au prix de 3 fr. 25 l'un, on devrait prévoir, dorénavant une dépense quotidienne de 97 à 99 francs et un budget annuel de 36.245 francs ou, en chiffres ronds, de 37.000 francs, ce qui est, assurément, une somme considérable.

Jusqu'à ce jour, l'intervention bienfaisante de généreux donateurs a garanti le fonctionnement de l'Œuvre. A leur tête, il convient de placer Mme Hériot (don de 25.000 fr.), Mme la comtesse A. de Pomereu (annuité de 1.000 francs), M. le professeur Bouchard, de l'Institut (don de 1.000 francs), M. le marquis de Pomereu d'Aligre (annuité de 1.000 francs), Mme Kelsen (annuité de 500 francs); les maisons Huet et Chéruit (2.000 francs et abonnement à 1 lit 1.200 francs), Paquin (1.000 francs), Callot sœurs (1.000 francs), Dœuillet (1.200 francs pour abonnement à 1 lit), etc.

M. Gaston Calmette, dont la sympathie pour les œuvres de bienfaisance est proverbiale, a ouvert aux « petites ouvrières de Paris » les colonnes du *Figaro*. A cette souscription, qui fut fructueuse, le *Figaro* prit part pour une somme de 6.000 francs.

CONSEIL D'ADMINISTRATION

MM. Paul Strauss, sénateur de la Seine, *président*. —

Maurice Letulle, professeur agrégé à la Faculté de Paris, *vice-président.*

Membres : MM. Georges Berry, député de la Seine; Bergerand; Georges Brack; professeur Calmette; Dr Critzmann; A. Fuster, *secrétaire général de l'Alliance d'hygiène sociale*; Pierre Masson, *trésorier*; Decloux, *notaire de l'Œuvre.*

Siège social, 7, rue de Magdebourg; pour l'admission, s'adresser au siège social à M. le Dr Letulle.

Œuvre du Soleil.

3, *rue Torricelli.* Paris, XVIIe.

Cette Œuvre est due à l'initiative de Mme Anaïs Dumontpallier qui, dès 1895, recevait dans sa maison de Villars-par-Ahun (Creuse) quelques jeunes filles, petites ouvrières de Paris, auxquelles les médecins recommandaient l'air de la campagne. La durée de séjour était de 8 semaines. Les résultats furent excellents.

Aussi fut créée définitivement, en 1899, l'Œuvre du Soleil, qui est non seulement une Œuvre de vacances, mais surtout une Œuvre de cure pour les jeunes filles anémiées.

Depuis sa fondation, l'Œuvre a déjà envoyé dans les montagnes du Limousin plus de 80 jeunes filles (soit 25 ou 30 chaque année).

Le séjour de ces jeunes filles à la campagne est une heureuse vie de famille. Elles sont reçues chez l'organisatrice de l'Œuvre, maternellement soignées et surveillées par elle, et trouvent à sa table une réconfortante nourriture dont l'élément principal est le laitage et les œufs.

L'Œuvre du Soleil accueille sans distinction de religion tous les enfants auxquels elle peut être utile.

Chaque dimanche, les jeunes filles catholiques sont accompagnées à la messe à la paroisse voisine.

Un médecin est attaché à l'Œuvre du Soleil à la campagne.

Les fillettes et jeunes filles sont reçues par caravanes de 15.

Mme A. Dumontpallier étudie actuellement le moyen de pouvoir garder les enfants toute l'année dans sa maison de Villars.

Pour l'admission (qui est toujours assurée quand la demande est faite assez tôt), s'adresser à la directrice de l'Œuvre, 3, rue Torricelli. Paris.

CHAPITRE IV

ŒUVRES RÉGIONALES, DÉPARTEMENTALES ET URBAINES

AUBE

Société d'études et d'applications sanitaires.

Créée par le Dr *Bertrand*, assisté du Dr *Laumet*, cette Société, qui étudie les différents problèmes de l'hygiène sociale, s'occupe surtout de la tuberculose.

BOUCHES-DU-RHÔNE

Œuvre Antituberculeuse de Marseille.

(Reconnue d'utilité publique.)

L'Association dénommée Œuvre Antituberculeuse de Marseille a pour but :

1° De vulgariser dans la population de Marseille les notions scientifiques qui peuvent la mettre à même de se défendre contre la propagation de la tuberculose ;

2° De faciliter aux tuberculeux nécessiteux le traitement de leur maladie.

Les principaux moyens d'action consistent en création, à Marseille, d'établissements philanthropiques et médicaux, destinés à la préservation et à la guérison de la tuberculose : dispensaires, galeries de cures d'air, sanatoriums, etc., publications, conférences, et tous autres de nature à atteindre le but visé.

Le premier qu'elle se propose d'employer est l'installation et le fonctionnement de dispensaires antituberculeux qui ont pour objet de fournir gratuitement aux travailleurs nécessiteux, atteints ou simplement menacés de tuberculose, les conseils d'hygiène spéciale, soins, traitements, médicaments, antiseptiques, crachoirs, aliments et secours, pour les préserver eux et leur entourage et prévenir la contagion.

Le dispensaire a été ouvert le 15 juin 1903. (Cf. : Dispensaire de Marseille.)

L'Œuvre a ouvert de plus, au quartier de Sainte-Anne, une maison de cure composée de deux logements aménagés dans les meilleures conditions d'hygiène et de salubrité.

COTE-D'OR

Société de défense contre la tuberculose dans l'arrondissement de Châtillon-sur-Seine.

L'Association a pour but :

1° De répandre dans le public la connaissance des moyens de se préserver de la tuberculose et la notion de sa curabilité;

2° De réunir les ressources nécessaires pour la diffusion et la vulgarisation des notions qui précèdent, par des brochures, conférences, imprimés, images;

3° De rechercher les moyens de mettre à la portée de tous la pratique de la désinfection des locaux habités et des soins hygiéniques personnels;

4° De venir en aide à toute personne pauvre menacée ou déjà atteinte de tuberculose par des secours en aliments, médicaments, vêtements, en participation au prix du loyer, en frais d'hospitalisation;

5° De travailler à diminuer par tous les moyens possibles les ravages de la tuberculose dans l'arrondissement de Châtillon.

BUREAU

Président : M. Boutesquoy; *Vice-présidents* : MM. Paris et G. Bourée; *Secrétaire* : M. Rigollot; *Trésorier* : M. Royer.

Œuvre semuroise de défense contre la tuberculose

Autorisée par un arrêté préfectoral en date du 2 octobre 1901, l'Œuvre a pour but :

1° De répandre dans le public la notion consolante de la curabilité de la tuberculose;

2° De réunir les ressources nécessaires pour permettre aux tuberculeux pauvres ou peu fortunés de l'arrondissement d'aller se soigner dans des sanatoriums;

3° De favoriser la création d'un sanatorium régional et de dispensaires.

L'Œuvre semuroise est affiliée à l'Œuvre d'Ormesson, au Sanatorium de Saint-Pol-sur-Mer, au Sanatorium d'Hauteville.

Les malades peuvent ainsi être hospitalisés gratuitement dans des sanatoriums par l'Œuvre semuroise.

CONSEIL D'ADMINISTRATION

Président : M. le Dr Adrien Simon; *Vice-présidents* : MM. Claret, Deroche, Reinoud; *Trésorier* : M. A. Goutard; *Trésorier adjoint* : M. le Dr Mairel; *Secrétaire* : M. L. Nodot; *Secrétaire adjoint* : M. R. Bréou.

FRANCHE-COMTÉ

Ligue antituberculeuse de Franche-Comté.

(Doubs, Jura, Haute-Saône, Belfort).

L'Association de bienfaisance, dite Ligue antituberculeuse de Franche-Comté a pour but :

1° De vulgariser dans le public les notions scientifiques qui peuvent le mettre à même de lutter contre la propagation de la tuberculose dans la famille et la société;

2° De mettre les moyens de guérison reconnus les plus efficaces à la portée de tous.

La Ligue se propose d'atteindre ce double but par les moyens d'action suivants :

1° En organisant des conférences publiques et en publiant des brochures destinées à répandre les connaissances nécessaires pour combattre la tuberculose;

2° En venant en aide aux tuberculeux indigents par voie d'assistance à domicile ou de placement dans des établissements appropriés, et en secourant pécuniairement les familles nécessiteuses des malades envoyés au Sanatorium;

3° En poursuivant l'ouverture de dispensaires antituberculeux dans les divers arrondissements du Doubs, du Jura, de la Haute-Saône et du territoire de Belfort, et la fondation d'un ou plusieurs sanatoriums destinés aux tuberculeux de ces départements et territoire, ainsi que d'une façon générale aux originaires de la Franche-Comté et du Haut-Rhin;

4° En provoquant, le cas échéant, de la part de l'Administration et des pouvoirs publics, les mesures jugées utiles à la protection de la santé publique contre la tuberculose, notamment au point de vue de l'assainissement des logements insalubres et en encourageant l'amélioration des logements ouvriers.

La Ligue a son siège à Besançon.

Président : M. le Dr Borne, sénateur du Doubs ; *Secrétaire général* : M. Albert Bluzet.

GIRONDE

A. Œuvre des dispensaires antituberculeux de Bordeaux

En 1905, le Dr *Dupeux* prit l'initiative de la création à Bordeaux d'un premier dispensaire antituberculeux, qui sera suivi de trois autres. Ce dispensaire, établi sur le modèle de celui du Dr Calmette, de Lille, a été inauguré en 1903.

Sous la direction du Dr *Dupeux* s'est fondé aussi à Bordeaux et fonctionne depuis le 31 mai 1901 un service municipal et gratuit d'examen bactériologique des crachats et liquides provenant des personnes suspectes de tuberculose.

Président : M. le Dr Dupeux, 131, rue de Pessac.

B. Œuvre du sanatorium girondin pour le traitement de la tuberculose.

Le promoteur de cette Œuvre fut le Dr Dupeux, conseiller d'arrondissement, ancien adjoint au maire de Bordeaux, qui, dès le mois d'août 1898, déposa un vœu au Conseil d'arrondissement de Bordeaux, en faveur de la « création d'un sanatorium girondin pour le traitement des tuberculeux indigents ». Ce vœu fut présenté aussi au Conseil municipal de Bordeaux, à la session de novembre 1898, et avant la fin de cette même année 1898, le Dr Dupeux avait groupé autour de lui plus de cinquante de ses confrères, entre autres le Dr Durand, secrétaire général de l'Œuvre.

L'Œuvre du sanotorium girondin tint sa première réunion le 17 avril 1899. Par une série de conférences, par une souscription publique ouverte dans tous les journaux de la Gironde, un capital de 75 000 francs fut rapidement constitué et permit d'acquérir, le 25 novembre 1899, le domaine de Feuillas, d'une contenance de 17 hectares. Une loterie au capital de 50 000 francs, autorisée par décision ministérielle en date du 19 avril 1900, vint grossir le chiffre des souscriptions, de sorte que les travaux du sanatorium purent commencer au printemps de 1901.

L'Œuvre du sanatorium girondin a été reconnue d'utilité publique par décret du 7 avril 1902.

Le sanatorium de Feuillas est ouvert depuis le 1er novembre 1902.

Cf. : Sanatorium de Pessac.

Vice-président : Dr Dupeux, 131, rue de Pessac (Bordeaux. Gironde).

HAUTE-GARONNE

Fédération des Œuvres antituberculeuses de la Haute-Garonne [1].

Sans négliger la défense de l'adulte contre la tuberculose, la Fédération s'occupe principalement de la protection de l'enfance. Elle a pour but :

1° De fortifier les enfants malingres ou chétifs, en les faisant séjourner pendant un temps suffisant dans les Pyrénées, en été.

Cf. : Œuvre des petits Toulousains aux Pyrénées.

2° De soigner les enfants déjà atteints par la cure au sanatorium.

Cf. : Sanatorium Salies du Salat.

[1] *Lutte contre la tuberculose infantile dans la Haute-Garonne.* E. Abelous, professeur de physiologie à la Faculté de médecine de l'Université de Toulouse.

Cf. : Sanatorium Saint-Bertrand de Comminges.

Mais les ressources financières de la Fédération ne permettent qu'un séjour temporaire dans ces deux établissements. En attendant qu'il soit possible d'organiser des cures de longue durée, l'Œuvre, afin de ne point perdre de vue, durant le reste de l'année, les enfants auxquels elle s'intéresse, a créé un dispensaire antituberculeux.

Cf. : Dispensaire de Toulouse.

L'Œuvre fonctionne grâce aux souscriptions individuelles, grâce aux subventions du Conseil municipal de Toulouse et du Conseil général du département.

Secrétaire général : M. Gillard.

LOIRE-INFÉRIEURE

L'Œuvre antituberculeuse de la Loire-Inférieure.

Siège social et scrétariat général, 5, *rue Boileau*, *Nantes*.

En 1901, sur l'initiative généreuse de M. Durand-Gasselin, aidé de M. le Dr Bertin, furent jetées les bases d'un projet d'organisation de la défense contre la tuberculose dans la Loire-Inférieure.

Par décision du Comité médical (séance du 15 octobre 1901), le programme d'action contre la tuberculose comprenait :

1° Le développement des ligues anti-alcooliques ;

2° L'amélioration des logements insalubres ;

3° La création d'un service hospitalier d'isolement ;

4° La création d'un sanatorium curatif ;

5° L'organisation d'une caisse de secours pour les familles des tuberculeux soignés au sanatorium ;

6° La création d'un dispensaire antituberculeux ;

7° L'organisation d'un service sanitaire subventionné, afin de supprimer autant que possible la consommation du lait ou de la viande provenant d'animaux tuberculeux;

8° L'éducation du public par la publication et la diffusion des notions d'hygiène dans les collectivités;

9° La création d'un inspectorat sanitaire confié à un médecin qui visitera les domiciles, ordonnera les désinfections et fera tous les mois un rapport à l'Œuvre sur les décisions à prendre.

L'Association fut légalement constituée le 12 décembre 1901; immédiatement son Conseil d'administration se mit sous le patronage de M. le professeur Brouardel. L'Œuvre fut reconnue d'utilité publique le 17 novembre 1902.

Elle est, de plus, affiliée à la Fédération antituberculeuse française, à la Ligue antialcoolique nantaise, aux sociétés de construction d'habitations salubres et à bon marché, aux œuvres de mutualité, à l'Alliance de l'hygiène sociale.

Le Conseil a fait l'acquisition d'une propriété dite « la Marlezière », entre Oudou et Ancenis, pour l'édification d'un sanatorium contenant 100 lits.

Actuellement, le Conseil a décidé la construction d'un pavillon central contenant tous les services généraux nécessaires pour les quatre pavillons que comprendra le sanatorium. A ce pavillon central sera annexé, pour l'instant, un seul pavillon pouvant recevoir 25 malades, c'est-à-dire traiter environ 100 malades par an.

L'Œuvre a ouvert le 1er novembre 1904, boulevard Saint-Aignan, 73, un dispensaire dit dispensaire du 6e canton de Nantes et de la commune de Chantenay (cf. page 122).

CONSEIL D'ADMINISTRATION

Président : M. Boquien. — *Vice-Président* : M. Benoît. — *Trésorier* : M. Simon. — *Secrétaire* : M. Pilon. — *Membres* : MM. Bertin, Crouau, Grignon, Guist'hau, Ricordeau. — *Secrétaire général de l'Œuvre* : M. Bonnessœur.

COMITÉ MÉDICAL

Président d'honneur : M. le Professeur Brouardel.

Président : M. le Dr Bertin; *Vice-Présidents* : MM. les

Drs Tachard, Grimaud; *Membres* : MM. les Drs Hervouet, Jonou, Luneau, Malherbe, Ollive, Poisson, Teillais; M. Abadie.

LOIRET

Ligue contre la tuberculose dans le département du Loiret (1).

En 1897, la Société de médecine du Loiret, au cri d'alarme jeté devant elle par le docteur Denance, ralliait tout le corps médical du département pour entreprendre dans sa sphère d'action la lutte contre la tuberculose. Les efforts soutenus et bien coordonnés des médecins arrivaient, au moyen de conférences publiques, à grouper les premiers adhérents. Pendant ce temps, les travaux du Comité d'organisation aboutissaient à la constitution légale de la Ligue de défense contre la tuberculose dans le département du Loiret.

Le 5 mars 1898, une Assemblée générale de cette Société en votait les statuts et nommait son Conseil d'administration. L'Œuvre était fondée.

Depuis lors, la Ligue n'a pas cessé de poursuivre son double but, qui est d'abord l'enseignement populaire en vue de combattre la propagation de la tuberculose, puis le traitement des tuberculeux pauvres du département.

Un premier objectif se présentait tout d'abord; c'était de répandre dans le public les notions qui sont nécessaires pour combattre avec avantage le terrible fléau. Le corps médical s'en chargea.

En outre des maîtres de Paris, Marfan, Le Gendre et Léon Petit, qui vinrent faire les premières conférences, 18 médecins d'Orléans et 20 autres du département ont

(1) D'après les documents qui nous ont été communiqués par la Ligue du Loiret.

successivement semé la bonne parole dans les 117 réunions qui ont eu lieu jusqu'ici. Cette campagne n'est pourtant point terminée. Le corps médical a entrepris de visiter les plus petites comme les plus grandes communes du Loiret.

De plus, à l'action de la parole se joint l'action des écrits. Déjà, presque au début, la Ligue avait lancé dans tout le département 15 000 brochures traitant de la tuberculose. Maintenant, après chaque conférence, ce sont des notices et des instructions imprimées qui sont distribuées à profusion aux assistants, pour permettre à chacun de garder et de propager dans les familles le souvenir du sujet traité et du but poursuivi par la Ligue.

Le second objectif envisagé était de traiter les tuberculeux nécessiteux du Loiret. Cette tâche semblait plus difficile; car ici la bonne volonté ne pouvait suffire : il fallait de l'argent.

Heureusement, dès le début, la Ligue fut encouragée, et maintenant elle est encore soutenue par la générosité du public.

Avec le patronage des plus hautes notabilités du département la Ligue a reçu l'appui des ministères pour sa création et son développement. La reconnaissance d'utilité publique lui est conférée par décret présidentiel du 26 août 1900. Un peu plus tard une subvention de 100 000 francs lui est accordée sur les fonds du pari mutuel. Ces subventions aboutirent à la construction du Sanatorium de Chécy, cf. San. popul.

Œuvre de l'assistance antituberculeuse gratuite à domicile [1].

Cette Œuvre, fondée à Orléans par le Dr *Fauchon*, a pour but de donner l'enseignement antituberculeux aux

(1) Communication du Dr Fauchon (Orléans) à la 4e section du *Congrès international de la tuberculose.*

dames visiteuses, qui assistent gratuitement à domicile le tuberculeux indigent ne voulant on ne pouvant aller ni à l'hôpital ni dans un sanatorium :

1° Hygiène individuelle et familiale. — Les dames visiteuses s'emploient à hygiéniser la demeure du tuberculeux (propreté, enlèvement des rideaux de lit, fenêtre entr'ouverte jour et nuit, balayage humide, chambre et lit individuels) ;

2° Prophylaxie. — Elles fournissent un crachoir hygiénique, un sac pour recueillir à part le linge sale du malade, et veillent à ce que, après décès, la désinfection soit demandée à la Ville ;

3° Cette Œuvre est excessivement pratique, — les visiteuses exécutant les prescriptions des médecins ; — elle corrobore l'œuvre du médecin traitant, des sanatoriums, des dispensaires.

L'assistance à domicile fonctionne depuis un an à Orléans ; tout porte à croire qu'elle va se répandre dans le département du Loiret.

LOIR-ET-CHER

Ligue de défense contre la tuberculose dans le département de Loir-et-Cher (1)

Docteur Meusnier (Blois).

Émanée directement de l'initiative privée, cette Ligue dut sa naissance à un effort spontané qui la créa à la fin de l'année 1901.

Les premiers temps de sa création furent occupés par la propagande orale, et des conférences destinées à

(1) Extrait d'une communication de M. le Dr Meusnier à l'Assemblée générale de la fédération antituberculeuse française (2 octobre 1905). *Lutte antituberculeuse*, octobre 1905.

entraîner de nombreuses souscriptions et à répandre dans le public des idées d'hygiène.

Il y a quelques mois, la ligue s'arrêta à l'idée d'installer une cure d'air rurale, idée qui trouva rapidement son application pratique, par suite de l'offre généreuse que lui firent deux femmes de bien, Mmes Dessaignes, d'une maison située à Champigny en Beauce, destinée à recueillir des enfants malingres et anémiques pendant la belle saison.

Cf. : Cures d'air.

LORRAINE

Œuvre Lorraine des tuberculeux indigents.

A la suite d'un voyage à Berlin, entrepris au mois de juin 1899, pour assister au Congrès de la tuberculose, MM. les docteurs P. Spillmann et Haushalter, frappés de l'énergique défense que l'Allemagne organisait contre la tuberculose, cherchèrent à organiser à Nancy la lutte contre le terrible fléau qui fait tant de victimes dans cette ville. Sous l'énergique impulsion du professeur Spillmann, sous le patronage du corps médical et de quelques philanthropes nancéiens, la création d'une Œuvre Lorraine contre la tuberculose fut décidée. Le professeur Brouardel voulut bien, le 15 mars 1900, faire une conférence sur la tuberculose, sur les moyens que l'on pouvait employer pour lutter et se protéger contre les ravages de cette maladie, etc., etc., et, le 6 juillet 1900, la Société civile du Sanatorium de Lay-Saint-Christophe fut légalement constituée.

On avait reconnu bien vite que, pour arriver à faire construire rapidement un Sanatorium pour tuberculeux indigents, il était indispensable de constituer d'abord une Société anonyme (Société civile du Sanatorium de Lay-Saint-Christophe), qui pût faire les acquisitions de terrains et assurer la construction et l'aménagement du bâtiment. La gestion du Sanatorium fut confiée, pour profiter de la loi de 1900, à une association : l'Œuvre Lorraine des Tuberculeux. Cette dernière Société, toute de bienfaisance et de charité, fut autorisée par arrêt préfectoral du 17 mai 1900, puis reconnue comme établissement d'utilité publique par décret du 5 janvier 1903. L'œuvre Lorraine, depuis le 15 décembre 1903, a pris la gestion du Sanatorium pour la location duquel elle paye une redevance de 60 centimes par journée de malade. Cette redevance annuelle doit servir au remboursement, sans intérêt, du capital avancé par la Société civile.

Pour le Sanatorium, cf. Lay-Saint-Christophe.

L'œuvre Lorraine a pour but :

1° De vulgariser dans le public les notions scientifiques qui peuvent le mettre à même de lutter contre la propagation de la tuberculose dans les familles et dans la société;

2° De procurer aux tuberculeux des deux sexes le traitement de leur maladie en les admettant temporairement dans des établissements spéciaux où ils recevront les soins nécessaires.

Elle y arrive par les conférences organisées par ses membres, par les brochures et instructions qu'elle répand dans le public.

Dr *Spillmann*, 40, rue des Carmes (Nancy).

MARNE

Œuvre générale des dispensaires, des sanatoriums et autres établissements antituberculeux de l'arrondissement de Reims

Cette Œuvre, fondée en 1901 sur l'initiative d'un généreux philanthrope rémois, M. Nouvion-Jacquet, a ouvert, le 6 janvier 1902, son premier dispensaire, situé à Reims, 7, rue Jacquart. Cf. : Dispensaire de Reims.

L'installation de cet établissement fut faite sur le modèle du dispensaire Émile Roux, de Lille.

CONSEIL D'ADMINISTRATION

Président : M. Nouviou-Jacquet; *vice-président* : Dr G. Colleville; *secrétaire* : Dr Lacoste.

MAYENNE

Ligue contre la tuberculose du département de la Mayenne.

La Ligue contre la tuberculose du département de la Mayenne a été définitivement constituée le 24 juin 1901. Les statuts prévoient l'établissement dans le département de plusieurs sections. Mais la *section de Laval* existe seule.

Son principal rôle, jusqu'ici, a été la propagande, mais elle s'y est consacrée avec beaucoup d'activité. Des conférences ont été faites aux instituteurs, institutrices, élèves des écoles normales, personnel hospitalier et charitable, — une brochure de propagande a été tirée à dix mille exemplaires, — trois mille affiches ont été apposées dans les écoles et dans les lieux publics.

Une consultation gratuite, spéciale aux tuberculeux, a été organisée, le dimanche matin, à l'Hôtel-Dieu. On a procédé à la désinfection des logements de tuberculeux par les pulvérisations au bichlorure de mercure, et à celle des literies et effets par l'étuve sous pression chaque fois que cela a été requis.

La Ligue espère que ses ressources seront suffisantes dans un avenir prochain pour lui permettre de créer un dispensaire et d'assister les tuberculeux pauvres.

Président : M. le Dr Morisset, à Mayenne (Mayenne). Le Dr P. Brou, chef de laboratoire à l'Hôtel-Dieu de Laval.

MEUSE

Ligue meusienne contre la tuberculose.

La Ligue meusienne contre la tuberculose a été fondée le 19 décembre 1901 ; elle a pour Président le Dr Ficatier, de Bar-le-Duc.

Les actes qu'elle a accomplis sont principalement :

Une propagande incessante, de manière à faire l'éducation de tous ;

Création d'un service de désinfection ; neuf postes sanitaires existent déjà ;

Lutte contre l'alcoolisme ;

Participation pécuniaire à la Société d'habitations ouvrières à bon marché qui vient de se fonder à Bar-le-Duc en vue de supprimer le taudis où se complaît particulièrement la tuberculose ;

Subvention à l'Œuvre du Bon Lait ;

Envoi de malades (enfants et adultes) aux sanatoriums de Saint-Pol-sur-Mer, de Lay-Saint-Christophe, de Hauteville (Ain) ;

Distribution de secours alimentaires à des tuberculeux ;

Et enfin, création de colonies scolaires de vacances.

La Ligue a reçu des sympathies et des encouragements de toutes les classes et de tous les partis. Les pouvoirs publics ont favorisé ses premiers pas ; le Conseil général lui a donné 500 francs ; plus de 300 communes lui ont voté des subventions ; des fêtes ont été organisées à son bénéfice ; de nombreuses collectivités meusiennes, de nombreux particuliers lui ont apporté un appui efficace. Aussi, après avoir fait face à toutes les dépenses d'organisation et de propagande, la Ligue dispose encore d'une réserve de près de 13 000 francs. Elle se propose de créer, dès que ses ressources seront plus grandes, dans une forêt voisine de Bar-le-Duc, une maison d'isolement, un hôpital suburbain, qui permettrait d'éloigner de l'hôpital actuel et de la ville elle-même tous les tuberculeux pauvres qui ne peuvent pas se soigner chez eux, qui sèment la contagion dans leurs familles et dans l'hôpital.

COMITÉ CENTRAL

Bar-le-Duc. — *Président* : M. le Dr Ficatier.

Comité de Commercy. — *Président* : M. Grosdidier, député.

Comité de Verdun. — *Président* : M. le Dr Villard.

NORD

Ligue du Nord contre la tuberculose (1).

Siège social à Lille.

Il y a quelques années, un groupe de personnes justement préoccupées de la situation lamentable dans laquelle se trouve le département du Nord au point de vue de la mortalité par tuberculose, — et frappées, d'autre part, de l'impuissance de l'Assistance publique à donner asile et secours aux tuberculeux pauvres, — songea à recourir à l'initiative privée pour suppléer à l'insuffisance des ressources de la charité publique.

Une série de conférences, faites dans les différents chefs-lieux d'arrondissement ou centres industriels du département, provoqua l'adhésion de toutes les personnalités marquantes de la région à une œuvre départementale de lutte contre la tuberculose.

Un Comité fut constitué, qui groupait autour de ces personnalités tous les sénateurs et députés du département, et, le 21 avril 1900, avait lieu la première Assemblée générale de la *Ligue du Nord contre la tuberculose.*

(1) Extrait de la *Lutte antituberculeuse.*

Un conseil d'administration était nommé, des statuts votés, et une souscription publique décidée.

Cette souscription, avec le produit de laquelle il s'agissait de créer, en même temps qu'un sanatorium populaire pour les tuberculeux curables, une série de dispensaires pour la prophylaxie de la tuberculose, du type du préventorium Émile Roux, de Lille, ne put réunir, malgré la générosité des nombreux souscripteurs, qu'une somme de 122 000 francs, insuffisante pour réaliser le programme projeté.

La Ligue du Nord sollicita et obtint alors du gouvernement l'autorisation d'émettre une loterie de 3 000 000 de francs, qui fut tirée le 15 avril 1904.

Immédiatement après, le Conseil d'administration de la Ligue faisait l'acquisition d'une vaste propriété de 20 hectares, sise à Montigny-en-Ostrevent, près Douai. Les travaux de construction et d'aménagement de ce qui est aujourd'hui le *Sanatorium familial du Nord*, commencèrent aussitôt (juillet 1904).

Cf. : Sanatorium de Montigny.

Le Conseil d'administration de la Ligue a obtenu du département du Nord une subvention annuelle de 40 000 francs, qui couvre la plus grande partie des frais généraux de l'œuvre. L'ouverture du sanatorium de Montigny est la réalisation de la première partie du programme tracé par les fondateurs de l'œuvre, en 1900; quant à l'autre fraction du programme, l'organisation des dispensaires de prophylaxie sociale antituberculeuse, elle n'a pas été négligée, puisque, à l'heure actuelle, un préventorium s'achève, celui de Douai, et deux autres vont s'ouvrir dans un avenir très rapproché, à Dunkerque et à Cambrai.

Secrétaire général de la ligue du Nord : Dr Ausset (Lille).

RHONE

Œuvre lyonnaise des tuberculeux indigents.

Fondée à Lyon en 1897, sous la présidence de MM. H. Sabran et F. Mangini, cette œuvre a pour but l'hospitalisation, dans de bonnes conditions climatériques et matérielles, de tuberculeux adultes des deux sexes, appartenant à la classe laborieuse et choisis autant que possible parmi les malades curables.

Grâce à un grand nombre de concours généreux qu'elle sut gagner à sa cause, la plus grande partie des fonds nécessaires fut réunie en peu de mois. Le gouvernement donna à l'Œuvre des marques de sa sollicitude en lui accordant, avec la reconnaissance d'utilité publique, une allocation importante prélevée sur les fonds du Pari Mutuel : 450 000 francs.

Dès 1898, les travaux de construction commençaient ; et le 23 août 1900, le sanatorium ouvrait ses portes à ses premiers pensionnaires. Cf. : Sanatorium d'Hauteville.

CONSEIL D'ADMINISTRATION

Bureau. — *Président d'honneur* : M. Hermann Sabran ; *président* : M. Ernest Oberkampf ; *vice-présidents* : MM. Joseph Gillot, Athanase Martelin ; *seccrétaire* : M. Henri Bouthier ; *trésorier* : M. Francisque Aynard.

Comité de direction. — *Président* : M. le Dr Léon Bérard ; MM. Auguste Lumière, Edmond Gillet, Léon Schulz.

Conseil. — MM. Edmond Aynard, Jules Cambefort, Mme Ferrand-Holstein, Joseph Garin, Marc Mangini, Mme Michel Cote, Benoît Oriol, Léon Permezel, Claude Pillet.

Médecin en chef : M. le Dr *Dumarest*.

Œuvre des hospices civils de Lyon.

Président du Conseil d'administration : M. H. Sabran, 56, Passage de l'Hôtel-Dieu (Lyon).

Cf. : Hôpital Renée Sabran, à Giens.

RIVIERA (ALPES-MARITIMES, VAR)

Ligue des femmes de la Riviera Française contre la tuberculose [1].

Cette ligue a pour but de compléter l'action du dispensaire antituberculeux de Nice (cf. Dispensaires). Elle espère pouvoir créer prochainement à la campagne, dans une situation convenablement choisie, des galeries de cure d'air où les tuberculeux indigents, désignés par le dispensaire, pourront suivre gratuitement le traitement hygiéno-diététique dont ils sont justiciables.

Présidente : Mme Malgat.

SARTHE

Ligue antituberculeuse du Mans.

Président, M. le Dr G. Poix, 56, rue Chanzy, Le Mans.

(1) D'après les documents qui nous ont été communiqués par M. le Dr Pégurier (de Nice).

SAVOIE [1]

Association pour la lutte antituberculeuse en Savoie

L'Association pour la lutte antituberculeuse en Savoie constituée le 28 septembre 1902 par l'Association médicale de la Savoie, s'est occupée jusqu'à ce jour d'œuvres d'assistance aux tuberculeux : hospitalisation à Hauteville, distribution de secours, etc.

Elle a ouvert, au mois de septembre 1905, un dispensaire antituberculeux à Chambéry, le premier construit en Savoie.

L'insuffisance de ses ressources ne lui a pas encore permis d'édifier un sanatorium populaire, œuvre qu'elle poursuit et qu'elle espère faire aboutir.

Le bureau de son conseil d'administration est le suivant : *Président* : Dr Monard, à Aix-les-Bains. — *Vice-Président* : X.... — *Secrétaire général* : Dr Tissot, à Chambéry. — *Secrétaire* : M. Revil. — *Trésoriers* : Dr Masson, à Chambéry; Dr Goddard, à Aix-les-Bains.

Son siège social est à Chambéry.

C'est une société déclarée. La reconnaissance d'utilité publique qu'elle a demandée l'année dernière ne lui a pas encore été accordée.

SAONE-ET-LOIRE

Comité autunois de défense contre la tuberculose.

Cette œuvre tint sa première réunion à Autun le 1er mars 1902. Par ses soins, un dispensaire antituber-

(1) D'après les documents qui nous ont été communiqués par l'Association pour la lutte antituberculeuse en Savoie.

culeux a été ouvert à Autun, boulevard Mazagran, le 1er juin 1902, où se rendent les malades de la ville dont la population est d'environ 16 000 habitants, et ceux des campagnes avoisinantes. (Cf. le dispensaire d'Autun, page 109.)

Pour étendre son action, l'œuvre organise des conférences populaires avec projections, elle cherche à préserver l'enfance par la création de colonies de vacances et projette la fondation pour les adultes d'un sanatorium populaire dans le Haut-Morvan.

Dr H. Grillot, 5, rue Jeannin, Autun (Saône-et-Loire).

SEINE-INFÉRIEURE

Ligue havraise contre la tuberculose [1].

Définitivement créée en 1902, la *Ligue havraise contre la tuberculose* a pour but de « combattre par tous les « moyens possibles cette terrible maladie. »

Dès sa fondation, la Ligue havraise décida de commencer son œuvre par la création d'un dispensaire. Une demande de subvention fut adressée à cet effet à la municipalité, une grande conférence publique eut lieu, le 22 mars 1905, avec le bienveillant concours des professeurs Brouardel et Calmette, et, aussitôt après, un appel à la générosité des habitants du Havre fut lancé dans les journaux.

La souscription ouverte trouva l'accueil le plus empressé : grâce à de généreux souscripteurs, le Conseil d'administration de la Ligue s'inscrivit en tête pour 31 000 francs; les négociants de la place du Havre, la Chambre de Commerce apportèrent leur fructueuse obole; 1500 ouvriers des grands ateliers havrais tinrent à honneur de coopérer, dans la mesure de leurs moyens,

(1) Extrait de *la Lutte antituberculeuse*. Sersiron, octobre 1905.

à cette œuvre d'hygiène sociale. La souscription produisit, au total, 78 000 francs.

Bientôt après, un don de 15 000 francs, d'une personne charitable, vint s'adjoindre à ce capital. Le Pari Mutuel accorda au Dispensaire une subvention de 20 000 francs, et le Conseil municipal vota, de son côté, une subvention de 6000 francs.

L'avoir de la Ligue havraise fut ainsi porté à 117 000 francs.

Des difficultés retardèrent d'un an la fondation du Dispensaire. Enfin, les efforts persévérants de la Ligue havraise parvinrent à construire le Dispensaire de prophylaxie antituberculeuse, qui a été inauguré en 1905, sous le nom de *Dispensaire Brouardel*.

Secrétaire général : Dr Frottier, 15, place Gambetta, Le Havre.

SEINE-ET-OISE

Œuvre antituberculeuse des instituteurs et institutrices de Seine-et-Oise.

Cette œuvre, fondée en 1902 par M. Pestelard, inspecteur d'Académie et M. Lagrue, directeur d'école à Pontoise, a pour but de donner à ses membres atteints de tuberculose les moyens de se soigner efficacement, soit par des consultations médicales, soit par des secours de suralimentation, soit par des bourses ou fractions de bourses dans un sanatorium. Elle possédait au 31 décembre 1903 un capital de 23 342 francs et comptait 1488 membres participants; 90 communes et plusieurs sociétés ou personnes généreuses lui ont versé en 1903 près de 4000 francs.

Le Dr Plicque, médecin de l'Œuvre, a reçu plus de 60 instituteurs et institutrices à qui il a donné plus de 200 consultations.

L'Œuvre a alloué 870 francs de secours à 14 malades et en a placé deux au sanatorium de Bligny.

Elle a retenu deux lits dans ce sanatorium et a été assez heureuse pour obtenir du Conseil général de Seine-et-Oise qu'il prenne à sa charge la moitié de la dépense.

Siège social : 2, rue de Noailles, Versailles.

Président : M. Pestelard, inspecteur d'Académie, à Versailles.

TOURAINE

Ligue contre la tuberculose en Touraine.

Fondée en 1900 par les Drs Boureau et Baudouin, cette ligue se propose de lutter contre la tuberculose en Touraine [1] :

1° Par l'éducation populaire (brochures, affiches, instructions imprimées, bulletin, conférences);

2° Par la prophylaxie directe en distribuant un encaustique pulvérifuge, des crachoirs de poche, des tables de nuit et des crachoirs à pied pour les salles publiques; en faisant effectuer gratuitement des désinfections d'immeubles et d'objets mobiliers; en déménageant à ses frais les familles insuffisamment pourvues et en payant souvent le supplément de loyer nécessaire pour assurer un local suffisant;

3° Par l'assistance à domicile (visites par un agent de la famille du malade, secours en literie, couverture, charbon, viande, lait);

4° Par le traitement des malades : consultations gratuites au dispensaire où sont distribués des médicaments et des secours alimentaires; cure d'air de Saint-Symphorien où pendant les 7 mois de la belle saison les malades suivent le traitement classique.

[1] Extrait d'une communication de M. le Dr Darde et de M. le Dr Baudouin au *Congrès international de la tuberculose*, 1905.

L'œuvre reçoit de la municipalité de Tours une subvention annuelle de 1600 francs et du Conseil général d'Indre-et-Loire une subvention de 500 francs.

CONSEIL D'ADMINISTRATION DE LA LIGUE

Président: M. Darde; *Vice-présidents*: MM. Coudert, Goubeau, Loiseau; *Secrétaire général* : M. Beaudoin; *Secrétaire-adjoint* : M. Magnan; *Secrétaire des séances*: M. Cosse; *Trésorier* : M. Aubry; *Membres* : MM. Bruzon, Marchais, Mourruau et Robert.

VAR

Ligue toulousaine contre la tuberculose.

Siège social : 9, rue Dumont d'Urville, Toulon.

Constituée le 1er juillet 1903, la Ligue toulousaine contre la tuberculose est une association philantropique ayant pour but de lutter à Toulon et dans la région toulousaine contre la propagation de cette maladie par la création de dispensaires urbains (cf. Dispensaire de Toulon), et de sanatoria ruraux.

Présidents d'honneur : MM. Ferrero, député de Toulon; Micholet, ancien maire; Escartefigue, maire de Toulon. — *Président* : M. Boyer. — *Vice-présidents*: MM. Richard, Roustan. — *Président du Comité technique* : M. le Dr Boutin. — *Administrateur délégué* : M. le Dr Prat-Flottes. — *Trésorier* : M. Chalibert.

VIENNE

Ligue de défense contre la tuberculose du département de la Vienne.

Cette Ligue organisée en 1901 sur la proposition du Dr Jablonski, limitée encore au seul département de la

Vienne, cherche à étendre peu à peu son action sur les départements voisins : Deux-Sèvres, Indre, Charente-Inférieure et Vendée. Elle a débuté par la *propagande* (affiches, conférences, articles de journaux). Elle fonda en 1902 un *dispensaire antituberculeux* (cf. Dispensaire de Poitiers) et put obtenir de la Commission administrative des hospices de Poitiers une participation importante à la création d'un *pavillon d'isolement* pour tuberculeux (cf. Services hospitaliers d'isolement). La ligue assiste, dans la mesure de ses moyens, les tuberculeux et leur famille; elle se préoccupe surtout de la salubrité de leurs habitations et de la désinfection des locaux contaminés par les phtisiques.

ALGÉRIE

Œuvre de la tuberculose en Algérie.

Cette œuvre de propagande scientifique et de bienfaisance a pour but de combattre la tuberculose dans toutes ses manifestations. A cet effet :

1° Elle recherche tous les moyens de prophylaxie et d'hygiène propres à enrayer son extension; elle en étudie l'application et en réfère aux pouvoirs compétents; au besoin elle prend elle-même toutes les mesures qui lui semblent utiles dans la mesure de ses facultés et de ses attributions;

2° Elle examine les médications opposées à la tuberculose, les expérimente, s'il y a lieu, et en vulgarise les principes;

3° Elle assiste les tuberculeux indigents ou peu fortunés sans distinction de race, de nationalité ou de religion et les met à même de se soigner efficacement. Elle établit des consultations gratuites pour ses assistés, leur fournit les médicaments et aliments nécessaires et facilite leur hospitalisation dans un sanatorium; elle provoque la fondation de lits dans ce genre d'établissement.

CONSEIL D'ADMINISTRATION

Président, M. le général Varloud; *vice-présidents*, MM. Bernard, Dr Curtillet; *secrétaire général administrateur délégué*, M. le Dr Verhaeren; *secrétaires*, MM. Réguis, Dr Sabadini; *trésorier*, M. Marchant.

GENÈVE

Œuvre du Comité génevois des bains de mer.

Fondée en 1880 à l'instigation de M. le pasteur Doret, ce Comité a pour but de faire bénéficier les enfants scrofuleux du traitement par les bains de mer.

L'œuvre possède deux établissements :

A Cette, le Lazaret, réservé aux cures d'été de 6 semaines;

A Cannes, l'asile Dollfus, ouvert pendant 8 mois pour les cures d'hiver (du 1er octobre au 31 mai).

MEMBRES DU COMITÉ

Président, M. de la Rive; *trésorier*, M. Rilliet, 6, boulevard du Théâtre, Genève; *secrétaire*, M. Pictet; *membres* : MM. d'Espine, Doret, François, Aubert.

TABLE DES MATIÈRES

INTRODUCTION V

LIVRE I

ENFANTS ET ADOLESCENTS

CHAPITRE I. — Sanatoriums marins populaires. 3
— II. — Sanatoriums marins temporaires 39
— III. — Sanatoriums marins payants 44
— IV. — Colonies de vacances. 46
— V. — Cures d'air 70
— VI. — Sanatoriums climatériques, maisons de repos et de convalescence, colonies agricoles 74

LIVRE II

ADULTES

CHAPITRE I. — Dispensaires 93
— II. — Sanatoriums populaires 130
— III. — Sanatoriums payants 156
— IV. — Services hospitaliers d'isolement. 169
— V. — Jardins ouvriers, maisons de repos, cures d'air préventives 184

LIVRE III

FÉDÉRATIONS, LIGUES, ŒUVRES, SOCIÉTÉS

CHAPITRE I. — Institutions officielles. 197
— II. — Institutions privées 201
— III. — Œuvres réservées aux enfants et aux adolescents 224
— IV. — Œuvres départementales, régionales et urbaines. 245

56 722. — Paris, Imprimerie LAHURE, 9, rue de Fleurus.

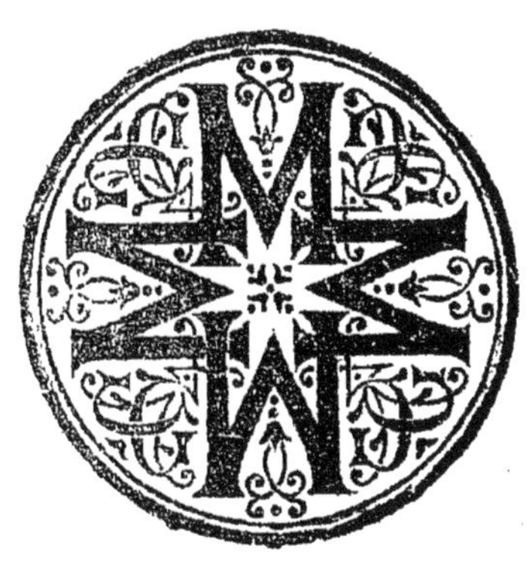

www.ingramcontent.com/pod-product-compliance
Ingram Content Group UK Ltd.
Pitfield, Milton Keynes, MK11 3LW, UK
UKHW020437200726
13857UKWH00002B/458

9 782012 891494